# 「現代優生学」の脅威

池田清彦
Ikeda Kiyohiko



インターナショナル新書 069

# まえがき

## 人類史上最悪の災厄

優秀な人間の血統のみを次世代に継承し、劣った者たちの血筋は断絶させるか、もしくは有益な人間になるよう改良する。そうすれば優れた者たちによる高度な社会が実現できるだろう――こうした「優生学」の研究が、ナチスの優生政策に強い影響を与えたことは広く知られています。

障害者の「断種」とユダヤ人の大量殺戮という人類史上最悪の災厄が契機となり、優生学は第二次世界大戦後の先進諸国においては、研究対象としてはもちろん、そうした主張を口にすることさえタブーとなりました。断種とは、精管や卵管の手術などによって生殖機能を取り除くことです。

ただし優生学的な考え、いわゆる優生思想は、その後も国家施策などに小さくない影響を与えました。日本でいえば「ハンセン病患者隔離政策」が、その典型です。

ハンセン病は感染力が弱く、潜伏期間が三年から二〇年に及ぶことから、かつては遺伝性と誤解されることもありました。長く恐ろしい病気とされてきましたが、治療薬の出現もあり、現在の日本人新規患者数は毎年数名程度と著しく減少しています。今後、患者が増加する可能性もありません。

日本では一九〇七年からハンセン病患者の隔離政策が行われ、全国の施設で断種や堕胎を強いられるといった人権侵害が起きました。一九四〇年代には治療の手段が開発されていたにもかかわらずハンセン病患者の隔離政策はなおも続き、差別を恐れた多くの入所者は療養所で生涯を過ごすことを余儀なくされたのです。

そうしたハンセン病患者への差別的な扱いは、一九九六年の「らい予防法」の廃止まで続きました。らい予防法とは、名目としては「らい病（ハンセン病）の予防や医療および患者・公共の福祉増進を目的として定められた法律」ですが、実際は「らい患者差別法」です。

そうした差別的な状況を改めようとしなかった立法の不作為に対して、二〇〇一年に熊本地裁は元患者らに対し、総額約一八億二〇〇〇万円の損害賠償を国に命じました。さらに二〇一九年六月二八日には、「国の誤った隔離政策により、家族の離散などを強いられた」として、熊本地裁は元患者らの家族に対しても、総額約三億八〇〇〇万円の賠償を命じる判決を言い渡しています。翌月九日、安倍晋三首相（当時）が国の責任を認めて控訴しないと表明したことにより、ハンセン病患者やその家族の長すぎた戦いに、一つの終止符が打たれました。

## 現代の優生学

いまだ禍根を残しているとはいえ、極端な科学や思想を信奉する人びとを除けば、優生学は忌まわしい過去もろとも封印されるはずの研究でした。ところが学問としての体裁は整っていないものの、明らかに優生学的な傾向をもつ考えが、現在さまざまな領域で顕現しつつあります。それを仮に「現代優生学」と名付けるとするならば、その広がりに大きく寄与しているものの一つが「遺伝子」の存在です。

胎児の遺伝子や染色体を検査することで、たとえば障害のある可能性が高ければ中絶するといったことも、現在では可能になりました。こうした検査は、「出生前に胎児の状態や疾患を調べ、最適な分娩方法や療育環境を検討する」ことが主な目的ですが、出生前診断を受ける人の多くが「胎児に先天的な障害がないかを調べ、障害があるようなら出産を控える」というのが実情です。科学の進歩がもたらす変化に倫理が追いつかない状況が、二一世紀の今、静かに広がりつつあります。

### 相模原知的障害者施設殺傷事件

この「現代優生学」が引き起こした犯罪の極みと言うべき事件が、二〇一六年七月二六日に起こりました。神奈川県相模原市にある知的障害者施設「津久井やまゆり園」で発生した、四五人殺傷事件です。この日の未明、かつて施設で働いていた二六歳（当時）の青年が一九人の入所者を殺害し、職員を含む二六人に重軽傷を負わせるという事件が起こりました。

犯行の凄惨さもさることながら、さらに深刻なのが、事件を起こした植松聖死刑囚が「重度障害者のために莫大な税金が支出されている」「安楽死を国が認めないので自分が行った」などと述べていたことです。彼のようにに大量殺人というかたちで「障害者の殺戮」を正当化する人間は極めて稀でしょうが、経済合理性に基づき、重度障害者や終末期の高齢者への支出を削減しようという考えは、いまや各所で叫ばれるようになりました。

詳しくは第五章で触れますが、れいわ新選組からの立候補を予定していた人物が、自身のYouTubeチャンネルで「命、選別しないと駄目だと思う」「その選択が政治。選択するんであればもちろん高齢の方から逝ってもらうしかない」などと発言したことも、記憶に新しいと思います。

社会にとって有益ではない人間は不要である――そうした考え方は、障害者や高齢者のみならず、失業者や生産性の低い労働者にも向けられつつあります。「人工知能（AI）が人類の知性を超える『シンギュラリティ（技術的特異点）』が、近い将来訪れる」という議論も流行りましたが、すでに機械が人間の労働を代替しつつあるなかで、失業者や単純労働者への風当たりがますます強くなっているのは間違いありません。

現代優生学は優秀な遺伝子を増やし、劣悪な遺伝子を淘汰するという、旧来の優生学から離れて、「生産性のない人間を直接淘汰する」という、より過激なほうへと向かっているように感じられます。このような勢力の台頭について、真剣に考えるべきときがきているのかもしれません。

## 科学が優生学に与えた影響

戦後、一度は封印されたはずの優生学が、奇妙な新しさをまとって再浮上している現状を、どう考えればいいのでしょうか。生物学者の一人としては、生物学や遺伝子研究の負の歴史から目を背けるわけにはいきません。つまり、「科学が優生学に学術的根拠を提供してきた」歴史です。

かつて優生学を支えた科学者の多くは、「難病も先天性の障害もなく、暴力や犯罪のない世界を、科学の力でつくり出すことができる」という高邁《こうまい》な理想と探究心から、ある者は優生学の後ろ盾となり、またある者は先端で旗振り役を務めてきました。数多の災厄を経験した現代の我々は、このような科学万能主義がいかに危険なものであるかを知っていますが、当時の科学者たちは純粋にそれを信じ、実現しようとしていたのです。

現在、そのような科学万能主義が、遺伝子工学や人工知能研究などの分野で、再び無邪気に萌芽しつつあるように思えてなりません。

## 病気が不安を呼び、不安が差別を生む

本書の構成を説明しますと、第一章「甦《よみがえ》る優生学」では、今まさに再浮上しつつある優生学のありようを、実際に起きた事件や有識者の発言をもとに描き出します。

こうした動きに共通する、人間を「有益」と「無益」で分ける思考法の源流をたどるのが、第二章「優生学はどこから来たのか」です。第二章では、「生物学と優生学の関係」について整理します。そして第三章では、「ナチス・ドイツの優生政策」を取り上げました。ナチス・ドイツは、いかにして人種主義と優生学を結びつけ、大量のユダヤ人と障害者を殺戮したのか。その歴史を検証しました。

優生学の歴史は古く、さながら文明が克服できていない宿痾《しゅくあ》でもあります。その宿痾は、日本社会でどのような進化を遂げてきたのか。それを考えるのが、第四章の「日本人と優生学」です。

第一章から第四章までが歴史という「縦軸」で優生学を考える試みであるのに対し、第

五章から第七章では現代という「横軸」で優生学を検討しました。第五章では、「無邪気な『安楽死政策』待望論」を取り上げます。現在、人間を有用・無用で選別し、「役に立たない者の命は奪ってもよい」という論調が、エビデンス（科学的根拠）もなく盛んに論じられています。その危険性について検討しました。

第六章「能力や性格は遺伝で決まるのか」では、科学が優生学に与えた影響について論じています。そこでは「遺伝学」という学問的営為の、光と影を凝視することになるでしょう。

第七章のテーマは「〝アフター・コロナ〟時代の優生学」です。今回のコロナ禍では、感染者やその家族を誹謗中傷するような事例が相次ぎました。感染症は誰もが罹患する恐れがあるのですが、それでも人びとは「感染者の行動に問題があった」などと糾弾してしまいます。コロナ禍が浮き彫りにした「我々の想像力の劣化」と、病気が不安を呼び、不安が差別を生む構造について検討しました。

現在、優生学がかつてとは異なる相貌で独り歩きをしています。優生学は消滅した過去の思想ではなく、さらに言えば邪悪な精神が生み出したものでもありません。病気や障害を恐れるナイーブな精神がその必要を叫ぶからこそ、人口に膾炙《かいしゃ》する可能性を秘めているのです。

優生学は今後も形を変えて人類史に何度も甦るでしょう。根絶させることが難しいのであるならば、せめてはその内懐に潜り込み、内側から優生学を不活性化させることこそが、現代の生物学者に課された責務なのかもしれません。

※本書の一部に、現代の社会通念や人権意識に照らして不適切な語句や差別表現と見られる部分があります。当時の時代的背景や社会状況を考慮し、そのまま使用しました。

目次

# 第一章　甦る優生学

## 大量殺人犯が信じた「革命」

相模原市の知的障害者施設「津久井やまゆり園」の入所者ら四五人を殺傷したとして殺人罪などに問われた植松聖被告（現・死刑囚、第一章のみ「被告」と表記）の裁判員裁判が、二〇二〇年一月八日に始まりました。初公判では傍聴券抽選のための整理券を求めて、多くの人が長い列をつくり、倍率はおよそ七五倍に達したと言われています。

植松被告は初公判のときから起訴事実を認めていたので、裁判では「被告に責任能力があるかどうか」が争点となりました。弁護側が「大麻の乱用により、犯行時は心神喪失の状態にあった」と無罪を訴える一方、検察側の主張は「事件は計画的で、植松被告には責任能力がある」というものでした。

罪状認否を終え、自分の席へ戻ろうとした植松被告に、弁護人が追加で発言を求めたところ、ある事件が起こりました。「皆さまに深くおわびいたします」と証言台で謝罪の言葉を口にしたあと、植松被告が右手の小指を自ら噛みちぎろうとしたのです。法廷内は騒然となり、公判は一時休廷。午後の審理は被告人不在のまま再開されました。なお翌朝、植松被告は拘置所で自身の右手小指を第一関節から噛みちぎっています。

植松被告に対する初めての被告人質問が行われたのは、一月二四日の第八回公判でした。その公判で植松被告は、弁護人の方へ前のめりになりながら熱のこもった声で、「意思疎通の取れない人間は安楽死させるべきだ」「重度障害者は必要ない」「国からお金を支給されて生活しているので、守ってはいけないと思う」などと述べました。公判以前に彼が示していた障害者への差別意識や生命観・社会観が、あらためて強調されたかたちです。

**衆議院議長への手紙**

相模原市の事件が起こる数カ月前、植松被告は衆議院議長公邸を訪れ、議長宛ての手紙を職員に手渡しています。その手紙には、非常に偏った思想からなる言葉が並んでいました。

衆議院議長　大島理森様

この手紙を手にとって頂き本当にありがとうございます。

私は障害者総勢470名を抹殺することができます。

常軌を逸する発言であることは重々理解しております。しかし、保護者の疲れきった表情、施設で働いている職員の生気の欠けた瞳、日本国と世界の為と思い、居ても立っても居られずに本日行動に移した次第であります。

理由は世界経済の活性化、本格的な第三次世界大戦を未然に防ぐことができるかもしれないと考えたからです。（中略）

私の目標は重複障害者（筆者注：複数の障害を併せ有する者のことを指す。ただし、厚生行政と学校教育法では、定義が異なる）の方が家庭内での生活、及び社会的活動が極めて困難な場合、保護者の同意を得て安楽死できる世界です。

重複障害者に対する命のあり方は未だに答えが見つかっていない所だと考えました。障害者は不幸を作ることしかできません。（中略）

今こそ革命を行い、全人類の為に必要不可欠である辛い決断をする時だと考えます。日本国が大きな第一歩を踏み出すのです。

世界を担う大島理森様のお力で世界をより良い方向に進めて頂けないでしょうか。是非、安倍晋三様のお耳に伝えて頂ければと思います。

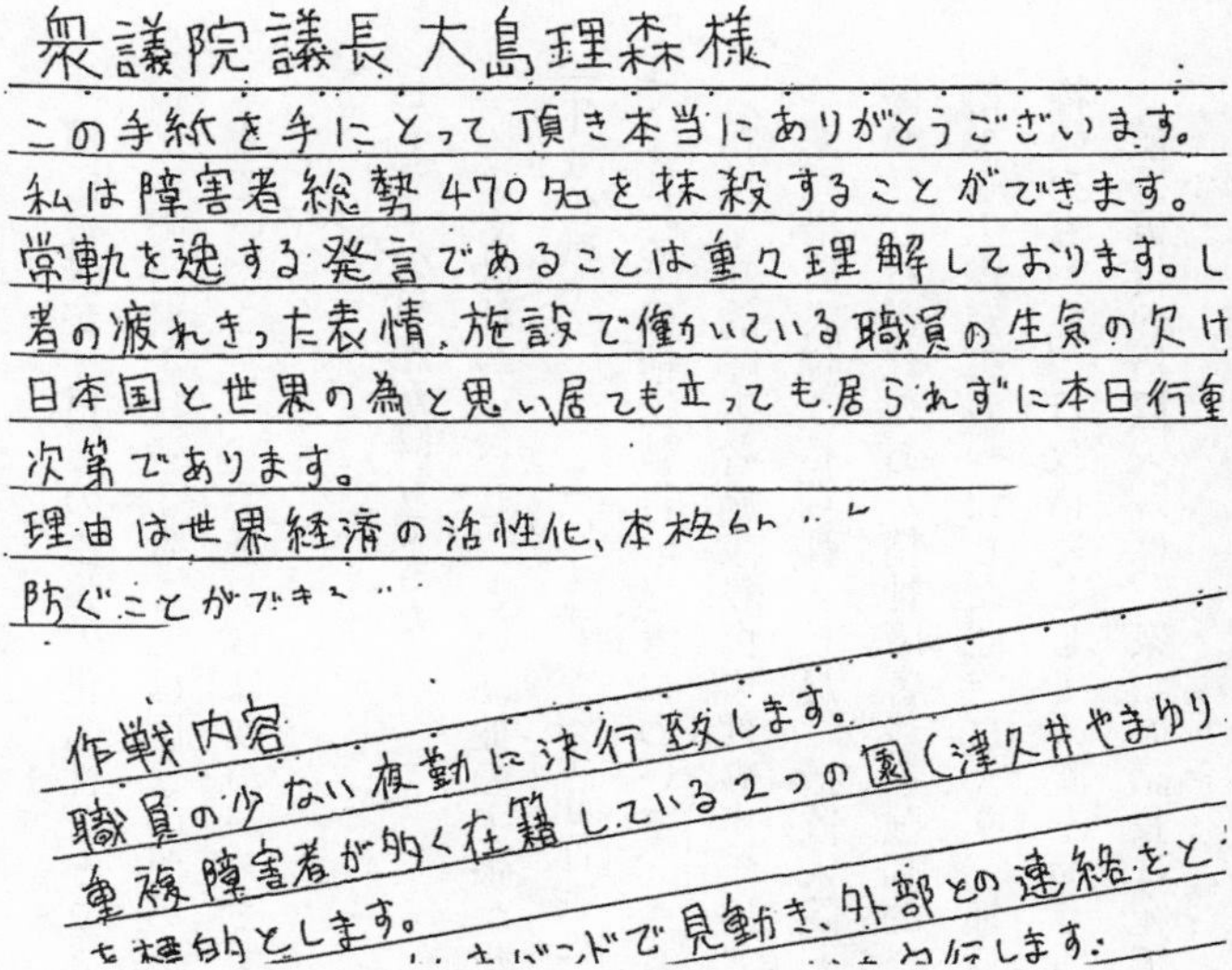
衆議院議長大島理森様
この手紙を手にとって頂き本当にありがとうございます。
私は障害者総勢470名を抹殺することができます。
常軌を逸する発言であることは重々理解しております。し
者の疲れきった表情、施設で働いている職員の生気の欠け
日本国と世界の為と思い居ても立っても居られずに本日行動
次第であります。
理由は世界経済の活性化、本格的
防ぐことができ
作戦内容
職員の少ない夜勤に決行致します。
重複障害者が多く在籍している2つの園(津久井やまゆり
を標的とします。
バンドで見動き、外部との連絡をと
します。

知的障害者施設「津久井やまゆり園」で起きた殺傷事件で逮捕された植松聖被告が、衆議院議長宛てに送った手紙。

私が人類の為にできることを真剣に考えた答えでございます。
衆議院議長大島理森様、どうか愛する日本国、全人類の為にお力添え頂けないでしょうか。何卒よろしくお願い致します。

文責：植松聖

そして、「二つの施設で二六〇名を殺害したあとに自首するが、監禁は二年までとしてほしい」「新しい名前と美容整形で新しい顔を得て、別の人生を送らせてほしい」と述べ、五億円の金銭的支援まで要求しています。

植松被告が、自らの主張の正当性をどこまで信じていたのかはわかりません。しかし、彼が「障害者を抹殺することは国家のためであり、世界平和を実現しうる行為である」と考えていたことが、手紙からはうかがえます。

## ヒトラーの思想が降りてきた

「障害者は抹殺すべし」という彼の主張が想起させるのは、ナチスによる断種政策の一つ「T4作戦」です。このナチスのT4作戦については、第三章で詳しく説明することにして、ここでは植松被告の思考について、さらに深く見ていきましょう。

相模原知的障害者施設殺傷事件の半年ほど前の二月一九日、植松被告は北里大学東病院へ緊急措置入院させられました。措置入院とは、精神保健福祉法に基づき、自分や他人を傷つけるおそれのある精神障害者を強制的に入院させることです。手順としては、複数の精神衛生鑑定医の一致した認定により、都道府県知事あるいは政令指定都市市長が自らの権限をもって、行政措置として入院を命じることになっています。

植松被告の措置入院は、衆議院議長に宛てた手紙がきっかけでした。障害者を大量に殺害する計画が記されていて、犯罪予告と受け取れる内容だったことから、「他害のおそれがある」として措置入院の対応へとつながったのです。

入院中の植松被告は、「ヒトラーの思想が二週間前に降りてきた」と話しています。しかし、かつて同じ施設で働き、勾留中の彼と面会を重ねたある研究者によると、植松被告は「優生学」や「ヘイトクライム（憎悪犯罪）」はもとより、「T４作戦」という言葉すら知りませんでした。

差し入れされた書籍などから付け焼き刃の知識を身につけ、自らの犯罪を正当化するために利用しているというのが、その研究者の見立てです。いずれにせよ、植松被告の思想が過去の優生学によって涵養《かんよう》されたというわけではなさそうです。

植松被告の判決公判は、二〇二〇年三月一六日に横浜地裁で行われました。青沼潔裁判長は、事件当時の植松被告に完全な刑事責任能力があったことを認め、「犯行の結果は他の事例と比較できないほど甚だしく重大だ。酌量の余地はまったくない」として、求刑通り死刑を言い渡しています。

## 生命を有用と無用とに峻別

「どんな判決が出ても控訴しない」「弁護人が控訴しても自分で取り下げる」と言っていた通り、植松被告は弁護人の控訴を取り下げ、三月三一日の〇時をもって被告の死刑が確定しました。判決公判の閉廷後、植松被告は新聞記者の接見取材を受けています。

死刑判決については「受け入れるつもりはないが、仕方ない。裁判官は法律通りに仕事をしただけ」と説明。弁護側は控訴する意向を示しているといい、自ら取り下げて刑を確定させる考えを強調した。

被告はこれまで「死ぬのは嫌だ」「気が重い」などと語っていたが、この日は「すぐに死刑になるわけではない」と言葉少なに応じ、「長生きはしたいが、いずれ誰でも死ぬ。最終経歴が『死刑囚』ってやばいですよね」と力なく笑った。

公判では遺族らが意見陳述し、厳刑を求めた。被告は「(重度障害者の家族は)病んでいる。批判すれば信念や一貫性があると勘違いしている」と非難。記者が「幸せだったという遺族も多い」と指摘すると、「それは不幸に慣れているだけだ」と一蹴し

た。(『神奈川新聞』二〇二〇年三月一七日)

すべての公判を通じて、彼の考えが変わることはありませんでした。こうした思考が、優生学の負の蓄積をもとに育まれたものではないとはいえ、彼固有の考えであったとも私には思えません。社会全体に漂う「生命を有用と無用とに峻別するような倫理観」が、彼のなかで時間をかけ、特異的に濃縮されていったのだと思います。

## 積極的優生学と消極的優生学

現代優生学の特徴を一言で表せば「社会にとって有益でない人間の生存コストを、社会全体で担うべきではない」というものです。この考え方をもう一歩押し進めれば、「社会にとって無益な人間の遺伝子は残してはならない」「無益な人間は社会から隔離し、場合によっては生命を絶つべきだ」という価値観につながります。

かつては、実際にこのような価値観に基づく優生政策が行われていました。そうした政策の根拠となった思想は、「消極的優生学」と呼ばれるものです。

優生学には、「消極的優生学」と「積極的優生学」の二種類があります。消極的優生学とは、「望ましくない形質または遺伝的欠陥を伝達しそうな人びとの生殖を規制しよう」という考え方です。ナチスによる障害者・ユダヤ人の虐殺や、日本でのハンセン病患者への隔離・断種政策は消極的優生学そのものでした。

一方、積極的優生学は「すでに生まれた人間ではなく、生まれる前の段階でなんらかの操作を加え、優秀とみなされる資質を備えた人間を多く生むようにする」という考え方です。

積極的優生学の代表的な事例としては、ナチスの「レーベンスボルン（Lebensborn：生命の泉）」が挙げられます。一九三三年に政権を掌握したナチスは、アーリア人種を増殖するためレーベンスボルンという福祉施設を一九三五年一二月に設置しました。「アーリア」とは、「高貴」を意味する「arya」に由来する言葉です。ナチスは「アーリア人は金髪、碧眼、長身、やせ型という身体特徴をもち、ゲルマン民族こそがそれである」と主張しました。

レーベンスボルンは、ドイツ民族の人口増加と「純血性」の確保を目的として設立された女性福祉施設で、一般的には「生命の泉」または「生命の泉協会」と翻訳されています。アーリア人増殖のための施設であるレーベンスボルンでは、未婚女性がアーリア人の子を出産するための支援に加え、養子仲介なども行われていました。

多くの人は、こうしたナチスの事例を「特殊な時代に行われた、極端な出来事」と思うかもしれません。しかし、優生政策はドイツだけではなく、イギリスやアメリカ、そして日本でも行われてきました。国家や社会は、常に優生政策の誘惑にさらされる危険性があります。世界的な少子高齢化と財政基盤の脆弱化のなか、新自由主義的な政策で弱者を切り捨てたり、ときには相模原市の殺傷事件のように抹殺を試みたりする者が現れるのは、消極的優生学の現代的な顕現といえるでしょう。

## マルティン・ニーメラーの言葉

消極的優生学にせよ、積極的優生学にせよ、日本でそうした考えが表立って噴出している理由としては、深刻な財政難や経済の低迷がその背景にあるのは間違いありません。何とも心寒い状況です。

マジョリティの側にいる人は、まさか自分が排除される側になるとは思ってもいないのでしょうが、次に排除されるのが自分でない保証は、どこにもありません。そのことを示唆する有名な告白がありますので引用してみましょう。ドイツのルター派牧師で、反ナチス運動組織告白教会の指導者だったマルティン・ニーメラーの言葉です。戦後日本を代表する知識人で政治学者の丸山眞男も、自ら翻訳し著書で取り上げています。

ナチが共産主義者を襲ったとき、自分はやや不安になった。けれども結局自分は共産主義者でなかったので何もしなかった。それからナチは社会主義者を攻撃した。自分の不安はやや増大した。けれども依然として自分は社会主義者ではなかった。そこでやはり何もしなかった。それから学校が、新聞が、ユダヤ人が、というふうに次々と攻撃の手が加わり、そのたびに自分の不安は増したが、なおも何事も行わなかった。さてそれからナチは教会を攻撃した。そうして自分はまさに教会の人間であった。そこで自分は何事かをした。しかしそのときにはすでに手遅れであった。（丸山眞男『現代政治の思想と行動』未來社）

ナチスが共産主義や労働組合を攻撃し始めたとき、「自分には関係ない」と見て見ぬふりをしていたら、自分がいざ迫害対象になったときに声を上げてくれる人は、社会のどこにもいなかった。この告白は、そうしたことを後世に伝えており、ニーメラーはこの体験から、〈端初に抵抗せよ〉〈結末を考えよ〉という二つの原則を引き出しています。

すべてが少しずつ変わっているときには、「社会が恐ろしい方向に進んでいる」ことに誰も気がつきません。同じような悲劇を繰り返さないためにも、「優生学によって人類がどれほどの過ちを犯してきたのか」という歴史を、我々はもっと深く知る必要があるでしょう。

この章の最後に、日本における優生学論争の事例で最も有名な「神聖な義務」について、振り返っておきます。

## 「神聖な義務」論争

消極的優生学の多くは、「役に立たない人間」を減らすのと同時に、その形質や能力を次世代に残さないという「断種」を志向してきました。その典型ともいえる事例の一つが、英語学者で上智大学名誉教授の故・渡部昇一が、一九八〇年に『週刊文春』誌上で発表したエッセイ「神聖な義務」です。

このエッセイで渡部は、『神聖喜劇』などで知られる作家の大西巨人が、「生活保護を受けつつ、血友病の子ども二人を育てていて、次男が手術したときには一カ月で一五〇〇万円の医療扶助費を受けていた」という『週刊新潮』一九八〇年九月一八日号の記事を取り上げています。血友病が遺伝性の病気であることを知りつつ、第二子までもうけている大西のことを、渡部は〈未然に避けうるものは避けるようにするのは、理性のある人間としての社会に対する神聖な義務である〉と批判しました。

国家が法律で異常者や劣悪者の断種を強制したり処置するのと、関係者、あるいは当人の意志でそれをやるのでは倫理的に天地の差がある。劣悪遺伝子を受けたと気付いた人が、それを天命として受けとり、克己と犠牲の行為を自ら進んでやることは聖者に近づく行為で、高い道徳的・人間的価値があるのである。(『週刊文春』一九八〇年

（一〇月二日号）

渡部はエッセイの冒頭で、ドイツの医学生が言ったものとして、第二次世界大戦で多くの強健な青年を失ったにもかかわらず、西ドイツが敏速な復興と成長を遂げることができたのは、〈東ドイツから大量の青少年が流れ込んでいることと、ヒトラーが遺伝的に欠陥ある者たちやジプシー（筆者注：現在の呼称はロマ）を全部処理しておいてくれたためである〉という言葉を紹介しています。さらに渡部は、自身の考えを正当化するかのように、戦前のフランスの生理学者アレキシス・カレルが、〈劣悪な遺伝子があると自覚した人は、犠牲と克己の精神によって自発的にその遺伝子を残さないようにすべきである〉と主張していたとも書いています。

じつは一九七〇年代前半までの日本では、「社会のコストを増大させないために、親は遺伝性疾患をもつ子どもを産まないように努力すべきだ」という主張が、さほど珍しいものではありませんでした。七〇年代後半に障害者運動が少しずつ大きな潮流となっていき、このような優生学的な思想が縮小していったのです。

## 優生学が現代に甦りつつある

渡部は、ヒトラーのことを「非人道的な科学主義者」と批判していますが、「遺伝的に欠陥のある者たち」や「ジプシー」を「処理」したことの成果が西ドイツの戦後復興の源泉だったと評価している点で、抱いていた思想に大きな違いはありません。渡部の主張は『朝日新聞』などで批判的に報じられ、大西巨人本人だけでなく、脳性麻痺者による障害者運動団体「青い芝の会」の抗議行動をも引き起こし、社会的に大きな反響を呼びました。

こうした事例からもわかるように、かつての日本において優生学的な思想は、決して極端な主張とは見なされていませんでした。それは政策としてのハンセン病患者の隔離と断種が、近年まで続いていたことを見ても明らかです。「神聖な義務」論争は、優生学とナチスの思想が同一視される契機となり、これ以降、優生学的な思想は論壇の表舞台から姿を消しました。

しかし、そうした主張は、完全に途絶えたわけではありません。生産性や合理性を重視する新自由主義などと合流し、形を変えて現代に甦りつつあることを、相模原市の事件は示しています。

# 第二章　優生学はどこから来たのか

## 「優れた血統」への欲望

第二章では「なぜ国家や社会は、優生政策の誘惑に絡め取られてしまうのか」について、優生学の歴史を振り返りながら考察していきます。優生学が一つの学問として成立したのは一九世紀後半ですが、人間という種の改良を志向する人びとは、古代ギリシアにもすでに存在していました。その代表格は哲学者のプラトンです。プラトンの著書『国家』のなかには、師であるソクラテスの言葉として、次のような一節があります。

「最もすぐれた男たちは最もすぐれた女たちと、できるだけしばしば交わらなければならないし、最も劣った男たちと最も劣った女たちは、その逆でなければならない。また一方から生まれた子供たちは育て、他方の子供たちは育ててはならない。もしこの羊の群が、できるだけ優秀なままであるべきならばね。そしてすべてこうしたことは、支配者たち自身以外には気づかれないように行なわれなければならない――もしは守護者たちの群がまた、できるだけ仲間割れしないように計らおうとするならば」

（プラトン著、藤沢令夫訳『国家（上）』岩波文庫）

師を民主政治下における不当な裁判で処刑されたプラトンは衆愚政治を嫌い、哲人による独裁制を政治の理想としていました。独裁制により強大な権力を為政者に与えて、意思決定を速やかに行うことで、強力な改革を行うことができると考えたわけです。そして、為政者は自らの欲求を満たすために政治を利用するような人物であってはならず、そのためには哲学を学ぶべきだと主張しました。

哲人の王による政治を実現させようと考えたプラトンが、紀元前三八七年頃に創設したのが「アカデメイア」という学園です。アカデメイアは、様々な問題について自由議論を交わす対話（ダイアローグ）の場として機能しました。優れた人材を多数輩出したのですが、結果として哲人王は現れず、プラトンの試みは失敗に終わっています。

## 日常的に行われていた嬰児殺し

引用した一節からわかるのは、プラトンは「後天的な教育だけでなく、優れた血統の交配により哲人を生み出すべきだ」と考えていたということです。ここからは、「戦争で並外れた戦果を上げた勇敢な男は、ほかの男よりも多くのセックスの機会を与えられ、多くの子を残すべきだ」という主張がうかがえます。

もっとも、このような考えを持っていたのは、プラトンに限った話ではありません。他の時代や地域でも、多くの武人たちが複数の妻や側室を抱えて子孫を残そうとしたことからも明らかなように、歴史上ではごくありふれた意見と言えます。

たとえばローマ人は奇形の子どもや、当時では不治の病と考えられていた疾患をもつ子どもを崖から投げ落としていました。身体が虚弱だったり障害があったりする子どもを育てることを、古代ローマのエリート層は拒否していたのです。

中世ヨーロッパのキリスト教社会でも、嬰児殺しが日常的に行われていました。さらに現代においても、先天的障害をもつ子どもの遺棄は、残念ながら多くの国や地域で見受けられます。

## 近代優生学の祖、ゴルトン

古代から近世にかけ、社会的あるいは宗教的に肯定されていた優生学的な思想は、近代に入ると「科学」によって後押しされるようになりました。その直接の祖を挙げるとすれば、イギリスの遺伝学者で統計学者のフランシス・ゴルトン（一八二二～一九一一年）になります。ゴルトンは、進化論を提唱したイギリスの博物学者チャールズ・ダーウィン（一八〇九～八二年）の従弟にあたる人物です。ダーウィン進化論の影響を受けたゴルトンは、心的遺伝への興味から出発し、やがて人間の才能が遺伝によって受け継がれるという考えに至りました。

ゴルトンはギリシア語で「良い」を意味する「eu」と、「種の」を意味する「genics」を組み合わせた「eugenics（優生学）」という言葉を初めて使ったことでも知られています（『人間の能力とその発達の研究』一八八三年）。「知的能力には遺伝が大きく影響する」という彼の主張は、社会的介入により人間の遺伝形質の改良を提唱する優生学の発端となりました。

## ダーウィン進化論の誤用

優生学の歴史を語るには、進化に関する知識が欠かせません。ただ、進化という概念はよく誤解したまま使われることが多いので、ここで簡単に説明しておきましょう。

進化を端的に表すと、「生物の形質が、世代を継続して変化していく現象」となります。ヒトやウマ、昆虫や植物といったすべての生物は、一つの「共通祖先」から進化したと考えられており、ダーウィンも「すべての生物種は、共通の祖先から長い時間をかけ、自然選択と呼ばれるプロセスにより進化してきた」と、『種の起源』で主張しました。

この「ダーウィン進化論」を、二〇二〇年六月に自民党がツイッターで憲法改正を呼びかける四コマ漫画で誤用し、大きな批判を浴びました。その四コマ漫画ではダーウィンをもじった「もやウィン」なるキャラクターが出てきて、憲法改正の必要性を訴えるのに、わざわざ進化論を持ち出したのです。

「もやウィン」なるキャラクターは、「最も強い者が生き残るのではなく最も賢い者が生き延びるのでもない。唯一生き残ることが出来るのは変化できる者である」と述べたのですが、もちろんダーウィンはそのようなことを言ってはいません。

ダーウィンが『種の起源』を発表したのは一八五九年です。メンデルが遺伝の法則を発表したのは一八六五年なので、『種の起源』刊行時は誰一人として「遺伝のメカニズム」

を理解していませんでした。ダーウィンが主張したのは、以下の四点になります。

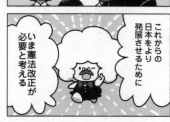

①生物には変異があり、変異のいくつかは遺伝する。

②生物は親まで育つ個体の数よりもずっと多くの子どもをつくる。

③環境に適した変異を持つ個体は、そうでない個体よりも生き残る確率が高い（すなわち、

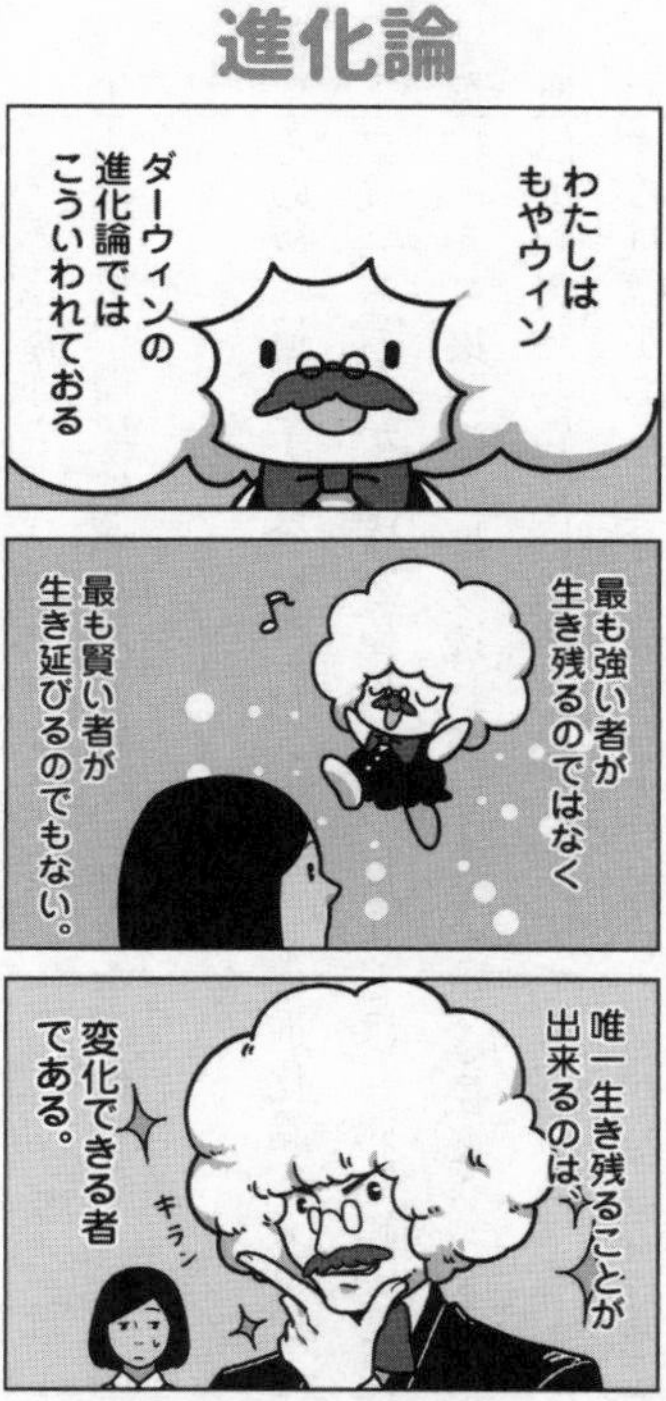
進化論
わたしは もやウィン
ダーウィンの 進化論では こういわれておる
最も強い者が 生き残るのではなく
最も賢い者が 生き延びるのでもない。
唯一生き残ることが 出来るのは
変化できる者 である。
キラン
これからの 日本をより 発展させるために
いま憲法改正が 必要と考える

憲法改正の必要性を訴える自民党の広報マンガ『教えて！もやウィン』。ダーウィンの進化論を誤用した言い回しを使い、批判を浴びた。（自民党ツイッターより）

これが自然選択)。

④その結果、環境に適した変異は、世代を重ねるごとに集団内での比率を高めていく。

その後、遺伝子が発見されダーウィンの進化論とメンデルの遺伝学を折衷した「ネオダーウィニズム」が隆盛を極めると、進化とは「偶然起こった遺伝子の突然変異が、自然選択によって集団の中に浸透していく」と書き換えられました。さらに現在では、「進化は遺伝子の突然変異と自然選択以外の原因でも起こる」ことがわかっています。ここでは詳述する紙幅がありませんので、より詳しく知りたい方は拙著『「進化論」を書き換える』(新潮文庫)をご参照ください。

ともあれ、生物に起きた変化は、ある環境では有利に働くこともありますが、環境が変わらないのに自分が変化してしまったら、生き残るのに不利になる可能性があります。つまり、変化することで生き残れるのではなく、ある環境でたまたま絶滅しなかった者が生き残ったというだけなのです。

## 科学が優生学にお墨付きを与えた二〇世紀

ゴルトンが著書『人間の能力とその発達の研究』を刊行した一八八三年においても、まだ「遺伝子」という概念は存在しませんでした。しかし、ゴルトンは早い時期から、人間の能力と遺伝との相関を統計学的手法で明らかにしようと研究を重ねていました。ゴルトンは一八六九年に発表した『遺伝的天才』で、「人間の才能は、ほぼ遺伝によって受け継がれる」と主張し、家畜の品種改良と同じように「人間にも人為選択を適用すれば、より良い社会が実現できる」と論じています。

一九〇〇年にメンデルの遺伝の法則が再発見されたことを受け、ゴルトンは二〇世紀に入ると「既存の法と感情の下における人種改良の可能性」(一九〇一年)という論文を発表し、はっきりと優生学に踏み込んだ言説を唱えるようになりました。こうしたゴルトンの主張により、「優秀な形質をもつ個体はその子も優秀で、劣った個体からは劣った子が生まれる」という広く社会で共有されていた俗説に、科学がお墨付きを与える時代が到来したのです。

## アメリカの優生運動

この時代、優生学はゴルトンのみならず、優れた遺伝学者や統計学者によって研究され、先端科学として一大潮流を形成していました。優生学を、社会実験の枠すらも逸脱した大規模な実践に移したのは、ご存じの通りナチス・ドイツです。しかし、ナチスに先駆けて優生学に基づいた政策が初めて大規模に実施された国は、じつは一九世紀末から二〇世紀初頭のアメリカでした。ナチスが政権を獲得した直後に制定した「遺伝病子孫予防法」は、カリフォルニア州の断種法を基にしていたのです。

アメリカで優生運動が盛り上がっていた当時の状況は、現代のアメリカと非常によく似ていました。黒人やヒスパニックが安い賃金で働くことから、マジョリティであるアングロサクソンの仕事が奪われ、失業する白人が増えていたのです。白人たちは、雇用状況や劣悪な待遇の改善を訴えました。労働争議の頻発に手を焼いた資本家・為政者は、黒人やヒスパニック、さらに障害者といった人びとを劣等人間と決めつけることにより、下層白人の不満をマイノリティに向けようとしたのです。こうした状況が、アメリカで優生政策が支持された大きな理由でした。

## 「人間の改良」への追い風

さらに、優生学研究が家畜や農産物の品種改良に多大な発展をもたらしたことも、「人間の改良」への追い風となりました。アメリカにおける優生運動の中心的役割を担ったのは、チャールズ・B・ダヴェンポート（一八六六〜一九四四年）という遺伝学者です。

ダヴェンポートは、一九〇四年にカーネギー研究所が開設した「実験進化研究所」の初代ディレクターに就任しました。実験進化研究所とは、ニューヨーク州ロングアイランドのコールド・スプリング・ハーバーに設置された、植物と動物の進化に関する研究所です。一九一〇年にこの研究所の付属施設として「優生学記録局」を設置し、人類の遺伝に関する膨大なデータを収集したダヴェンポートは、一九一一年に出版した著書『優生学と関連した遺伝学』で次のように述べています。

「遺伝に関してわれわれが持つ知識の最近の大いなる進歩は、家畜や育種作物において国内の農場経営者たちに大きな変革を及ぼした。この新知識が人間社会の諸問題――反社会的階級、移民、人口、健康――に広範な影響をあたえることは容易に理

解されよう」（溝口元「社会における遺伝学」〈中村禎里編『遺伝学の歩みと現代生物学』培風館〉より）

農業大国アメリカでの品種改良の成功体験は、「人間社会を改良しよう」という風潮を大きく後押ししました。しかし、人間の形質を変えることは、作物の品種改良のように簡単ではありません。積極的優生政策を進めることの困難さから、アメリカの優生運動は徐々に消極的優生政策へと傾斜していきました。

## 改良と断種

アメリカで最初に強制的な断種法が制定されたのは、一九〇七年のインディアナ州です。性犯罪者や知的障害者を対象としたインディアナ州の断種法を皮切りに、その後てんかん患者や知的障害者の結婚を制限する法律や断種法が、多くの州で成立していきました。

ただし、一つ注意していただきたいのは、「インディアナ州で断種法が制定された一九〇七年以前のアメリカでは、断種が行われていなかった」わけではないということです。

じつは一九世紀以前のアメリカでも、刑罰としての去勢が行われていました。たとえばカンザス州では、一八八五年に黒人が白人女性を強姦、あるいは結婚を申し込んだだけでも去勢することが法制化されていたのです。同州には、一八九八年に四八名の知的障害者に去勢手術を行ったという記録もあります。ただし、この時代は性器の異常が性犯罪を誘発すると考えられており、必ずしも優生学的な見地によるものではありませんでした。

インディアナ州での断種は去勢手術ではなく、男性の場合は輪精管結さつ、女性の場合は輪卵管切除で行われていました。こうした方法だと、「性的快感を奪わないので、人権は守られる」とされ、優生政策の推進が容易になると考えられていたのです。

アメリカにおける断種法は、一九一三年に最初のピークを迎えます。最終的に三二州で成立し、一九三六年までに二万人を超える男女が断種手術を受けました。最も多く断種が行われたカリフォルニア州では、一万一四八四人に断種手術が施されています（『優生学と人間社会』第一章「イギリスからアメリカへ――優生学の起源」）。

なぜカリフォルニア州で、最も多くの断種手術が行われたのか。理由の一つとしては、ゴールドラッシュ以降の「外国人移民の増加」が挙げられます。当時のカリフォルニア州には移民が多く住んでいて、仕事を奪われた白人による労働争議が頻発していました。また、犯罪発生率も高く、そうした治安悪化の責任を移民に押し付けるような考えが広まっていたのです。やがて「移民はアングロサクソンよりも劣った人種である」という思想が生まれ、アングロサクソン優越説、白人優越説が徐々にアメリカ社会で強まっていきました。

そうした思想の根拠とされたのが、一九世紀のヨーロッパ、特にイギリスで流行した「頭蓋計測学（骨相学）」です。当時のイギリス人は、アイルランド人やアフリカ系黒人を劣等人種と見下していました。そうした彼らへの差別を正当化するものとして、「頭蓋骨の形状で、知能の差や犯罪性向などが測れる」という頭蓋計測学を利用したのです。この研究はナチスもまた、のちにアーリア人と非アーリア人を区別するための根拠として使用しています。

## 知能検査を利用

アメリカの場合はさらに知能検査によって、アングロサクソンの優越性の実証を試みました。知能検査を最初に考案したのは、フランス・ソルボンヌ大学の心理学者アルフレッド・ビネー（一八五七〜一九一一年）です。

ただし、ビネーが開発した当初の知能検査は、知的障害児を見分けるためのものでした。その後、集団式検査の開発により、様々な分野に用途が拡大していき、現在では測定結果の指標として「ＩＱ（知能指数）＝精神年齢÷実際の年齢×一〇〇」という計算式が用いられています（子どもと成人ではパラメーターが多少異なる）。

一九〇五年にフランスで開発された知能検査を英語に翻訳し、アメリカへの移民が最初に滞在するエリス島で実施したところ、「新移民ほど成績が悪い」という結果が出ました。「新移民」とは、二〇世紀初頭に東欧や南欧からやってきた移民のことです。一九世紀以前にイギリスやドイツからアメリカへ渡ってきた「旧移民」と区別するための言葉として使われ、これにより新移民を標的とした様々な移民制限案が議論されるようになりました。

ただし、新移民ほど知能検査の成績が悪かったのは、「出題傾向がアメリカ文化になじみのある人に有利だった」からだと現在では考えられています。しかし、二〇世紀初頭のアメリカ社会では、このような誤った知能指数神話が優生学の後ろ盾となっていたのです。

## ジョンソン・リード移民法

アメリカの陸軍では第一次世界大戦へ参戦したのを機に、一九一八年から集団知能検査が実施されるようになりました。じつに一七〇万人を超える兵士が、この知能検査を受けたと言われています。

当初は大量に徴兵された新兵を成績によって軍内の部署へと振り分けるために使われていたのですが、三年後には移民招集兵一二万五〇〇〇人を対象に、出身国別に傾向を見るものへと変容していきました。調査を指導したアメリカ心理学会会長のロバート・ヤーキーズは、「スカンジナビア系、英語系、チュートン系に比べるとラテン系、スラブ系は知能の低い者が多い」と結論付けています。

さらにプリンストン大学の心理学者カール・ブリガムは、移民の知能とアメリカでの在住年数の相関を分析し、「移民との結婚が進んだことにより、アメリカ人の知能指数が低下している」と指摘しました。なお、ブリガムの論文ではヤーキーズが「アメリカ白人の平均知能は一三歳並み」と報告していたことも紹介されています。

こうした移民に対する偏見が高まるなか、一九二四年に制定されたのが入国移民を国別に制限する「ジョンソン・リード移民法」です。同法は、移民の入国を単に質の面だけでなく、絶対数においても国別に制限すべしという移民制限論が高まるなか制定されました。一八九〇年の国勢調査に基づき、それぞれの国ごとの出身者数の二パーセントを入国許可者とするという割当移民制度が採用されたのですが、現実的にはジョンソン・リード移民法発効の前後から、アメリカにおける優生運動は急速に衰退していきます。

なぜ急に、アメリカでの優生運動は廃れていったのか。その最大の要因は、第一次世界大戦後の空前の好景気により、経済問題が解消したからです。貧困や失業といった経済の諸問題が解決すると、優生政策を推進する必要性は低くなります。加えて、「動植物による遺伝子実験の結果を、ただちに人間に当てはめることはできない」という見方が科学的に優勢になりました。

結局のところ人種優越説というものは、都合のよいデータだけを集めて不都合な部分を切り捨てれば、どんなに荒唐無稽な思いつきでも「立証」できてしまう万能理論なのです。それと同時に、富が十分に社会全体へ行き渡れば、差別や排斥の気持ちが薄れ、人びとは多少なりともマイノリティに対して寛容になります。現在、日本のみならず世界中で優生学的な主張が活発化しているのも、富める人間と貧しい人間の格差拡大を当然視する新自由主義的な考えが横行していることが原因かもしれません。

# 第三章　ナチス・ドイツの優生政策

## ナチズムの「二つの地層」

前章では、「学問としての優生学の始まりから、アメリカでの優生運動まで」を解説しました。第三章では人種主義と優生学を結びつけた「ナチス・ドイツによる優生政策」についても検討していきます。

ナチスの犯した人道的な罪として広く知られているのは、「優生政策」と「安楽死計画」、そして「ホロコースト」です。これらはナチスという「悪の集団」の特異さの象徴として、現代では同じ地平の上で語られてきました。しかし、医療社会学者の市野川容孝《やすたか》は、『優生学と人間社会』（米本昌平・松原洋子・ぬで島《ぬでしま》次郎との共著、講談社現代新書）のなかの論考で、「ナチズムには、相互にはっきり分かれる二つの地層がある」と指摘しています。

ナチズムには、相互にはっきり分かれる二つの地層がある。一つは、ユダヤ人その他に対する人種差別と政治的迫害の層であり、もう一つは強制不妊手術や安楽死をもたらした優生政策の層である。

確かに、この二つの地層はヒトラーという人物の下で緊密に重なり合っていた。障害者の安楽死で産み出された大量殺害の方法が、アウシュビッツその他の強制収容所で応用されたという事実もある。また、強制不妊手術や安楽死計画の被害者に対する戦後補償を求めて活動した人びとも、それを何とか実現させる一つの政治的工夫として、ナチスの断種法と安楽死計画が、人種差別その他の犯罪的行為と同じく、ナチス固有の不正であると主張してきた。

しかしながら（中略）人種差別にもとづくユダヤ人の大量虐殺や、残忍な政治的迫害がないような国でも、ナチスと類似した優生政策は実施されていた。そうした歴史的事実をきちんと認識するためにも、二つの地層の違いに留意することは重要である。

（『優生学と人間社会』第二章「ドイツ――優生学はナチズムか？」）

市野川は、ナチスの政策には「ユダヤ人その他に対する人種差別と政治的迫害」という層と「強制不妊手術や安楽死をもたらした優生政策」という層の二種類があるとし、その違いに留意する必要があると言います。まずは、ナチスが行った「ユダヤ人その他に対する人種差別と政治的迫害」について見ていきましょう。

## 優生学と人種主義の融合

一九世紀後半、ユダヤ人に対する偏見や憎悪がヨーロッパ各地で急激に高まりました。集団的・組織的なユダヤ人への迫害行動は「反ユダヤ主義」と呼ばれ、それを国策の一つにして人気を得たのが「国家社会主義ドイツ労働者党」、いわゆるナチスです。

反ユダヤ主義と優生政策を打ち出したヒトラー率いるナチスは、たちまちのうちにドイツ国内での支持を広げ、一九三三年一月に政権を掌握しました。その経緯を理解するには、第一次世界大戦の賠償を背負ったまま、一九二九年の世界恐慌へと突入していったドイツの経済状況を踏まえておかなくてはなりません。

ナチスは一九三〇年代の経済不況を背景に、人びとの差別意識だけでなく古い社会的、経済的、宗教的イメージを利用し、ユダヤ人を迫害していきました。ユダヤ人その他に対する人種差別と政治的迫害の中でも、歴史上、最も極端な反ユダヤ主義の事例と言えるのがホロコーストです。ホロコーストとは、ナチスがユダヤ人などに対して組織的に行った絶滅政策・大量虐殺を指します。

ホロコーストでは、ヨーロッパ在住のユダヤ人に対する迫害と殺戮が国家ぐるみで行われました。一九三三年から一九四五年までのあいだに、ナチス政権とその協力者により、少なくとも約六〇〇万人のユダヤ人が殺害されたと言われています。ちなみにホロコーストとは、「焼かれたいけにえ」という意味の、ギリシア語を語源とする言葉です。

「二つの地層」のもう一つ、「強制不妊手術や安楽死をもたらした優生政策」については後段で説明しますが、この二つの地層が「どのような時間軸で堆積・褶曲《しゅうきょく》し形成されてきたのか」を読み解くと、ナチズムは決して「人類史上に突然変異のように現れた悪の集団による、特異な思想ではない」ということが見えてきます。

人種主義と優生学の融合を、ナチズムというブラックボックスに放り込んでしまっては、ホロコーストも安楽死計画も自分たちとは無縁のものとして切り離されてしまい、歴史的事実の多くを見失うことになるでしょう。人類が犯してしまった過去の失敗から教訓を学び取るためにも、歴史を冷静に捉える必要があります。

## 当時の先端医学が優生学を生み出した

一九世紀のヨーロッパでは、科学者たちの間で「ユダヤ人は人種的に劣った民族である」という考え方が広まっていました。政治家も民衆からの人気を得るため、率先してユダヤ人を差別し、二〇世紀を迎える頃には特にドイツで、「反ユダヤ主義」と呼ばれるユダヤ人排斥運動が強くなっていきます。

なぜドイツで反ユダヤ主義が激しくなったのか。それには「科学的知見が、優生学に与えた影響」について考える必要があります。

ドイツでは、本来であれば異なるものだったはずの人種主義と優生学が融合していきましたが、それは何もドイツの知的エリート層に、科学的思考が不足していたというわけではありません。むしろ一九世紀まで遡って見れば、ドイツの医学は他国と比べ、非常に先進的でした。ドイツの反ユダヤ主義は、医学が進歩していたからこそ起こった悲劇と言えます。

ドイツでは一九世紀後半から、ロベルト・コッホ（一八四三～一九一〇年）を中心に細菌学の研究が進みました。コッホはドイツの細菌学者で、コレラ菌や炭疽《たんそ》菌、結核菌を発見し、細菌培養法の基礎を確立した人物です。フランスの生化学者で細菌学者のルイ・パスツールとともに「近代細菌学の開祖」と呼ばれ、コレラやチフスといった伝染病から多くの人びとを救いました。ちなみにヒトラーは、あろうことかユダヤ人を「細菌」扱いし、「ユダヤを排除すれば、我々は健康を取り戻せる」という言葉を残しています。

「ユダヤ菌」の発見は世界の一大革命だ。今日我々が戦っている戦争は、実は前世紀のパスツールやコッホの闘いと同種のものなのだ。いったいどれほどの病気がユダヤ菌によって引き起こされていることやら。（アドルフ・ヒトラー著、吉田八岑監訳『ヒトラーのテーブル・トーク』三交社）

細菌学の隆盛は、国民の健康状態の改善・向上を求める「社会衛生学」という研究分野を成立させました。ドイツの社会衛生学の発展に貢献した一人に、アルフレート・グロートヤーン（一八六九〜一九三一年）という科学者がいます。

グロートヤーンは生活環境や労働環境の違いに注目し、所得や社会階層の違いが病気の発症率や死亡率の差として表れることを指摘しました。貧しい階層の人びとは狭い住居に密集して暮らしているので、肺結核の発症率が高まるのは間違いありません。そうした彼の研究は、のちのナチスの人口政策に大きな影響を与えていきます。

グロートヤーンは、「遺伝による体質の違い」にも着目しました。個人間の体質の違いを「遺伝による身体の低価値性」と表現し、社会衛生学と同時に優生学の必要性も強調したわけです。

さらにグロートヤーンは、「医学は個人を対象とした『保健』、社会を対象とした『社会衛生学』、そして遺伝の進行を抑止する『優生学』の三つを課題としなければならない」と説きました。とりわけ精神疾患については、本質的には遺伝が原因だと断定しています。つまり、彼にとっての遺伝とは、「従来の医学では克服できない、病気や障害を説明付けるもの」だったのです。

## ドイツにおける優生学の始まり

ここまで、「ドイツでは当時の先端医学が、優生学を発展させてきた」ことについて説明してきました。時代は少し遡りますが、次にドイツにおいて優生学が広がるきっかけとなった人物について見ていきます。

ドイツで優生学の基礎を築いた人物としては、医師で遺伝研究者のヴィルヘルム・シャルマイヤー（一八五七〜一九一九年）と、優生学者アルフレート・プレッツ（一八六〇〜一九四〇年）の二人が挙げられます。シャルマイヤーはドイツで初めて優生学を論じた本である『文明人を襲う身体的変質（退化）』を、一八九一年に著した人物です。もう一人のプレッツは、一八九五年に『人種衛生学・第一巻――われわれの種の屈強さと弱者の保護』という本を出版しています。二人の考えた優生学とは、どのようなものだったのでしょうか。

### 文明が人間を退化させる

シャルマイヤーはもともと社会科学や哲学を学んだ人物で、社会主義に大きな関心を寄せていました。彼の考える社会主義は、「社会問題は革命によってではなく、国家による社会主義的な政策によって解決するべきだ」というものです。社会科学や哲学を学んだのちに医師免許を取得したシャルマイヤーは、その後、性病に関する専門的な勉強をいくつかの大学で行っています。一八九一年に発表された著書『文明人を襲う身体的変質（退化）』は大学時代に書かれたものです。発表当初はそれほど注目されませんでしたが、この本には、のちの優生学の基本的な考え方の多くが含まれていました。

シャルマイヤーの主張は、「文明や文化が発展するほど、自然淘汰が阻害され、人間の変質（退化）が進む」というものでした。ここにはダーウィンの進化論、とりわけ『人間の由来』（一八七一年）の影響が色濃く表れています。ダーウィンは著書『人間の由来』で、「文明社会は福祉政策、医療技術の進歩で虚弱な構成員の生命を維持するが、人間という種の変質（退化）を加速させる」と主張しました。

シャルマイヤー自身も「変質（退化）」の一因を、ダーウィンと同じように「医学・公衆衛生の発達」と結論づけています。細菌学を含む医学の発展により、淘汰されるはずの虚弱な個体が生き延びて、子を産み続けることから退化していくというわけです。ただしダーウィンとは違って、シャルマイヤーは「戦争による兵役」と「私有財産制」、さらに「資本制」もまた、変質（退化）の原因としました。どういうことか、順番に説明していきましょう。

一般的に、虚弱な人や慢性的な病気、身体的な障害のある人は、「戦争による兵役」から除外されます。戦争は、そうした無力な人たちを生き延びさせ、強健者や壮健な人間を選択的に早逝させる。つまり、「戦争は『欠陥』のある虚弱な個体ほど遺伝子を残すことができるので、自然による淘汰とは正反対の結果をもたらす」というのがシャルマイヤーの見立てでした。そのためシャルマイヤーは、戦争には反対していました。事実、シャルマイヤーは一九一四年に第一次世界大戦が始まると、即時停戦と講和を呼びかけるような論考を発表しています。

もう一方の変質（退化）の原因である「私有財産制」と「資本制」については、「他人の労働を搾取して生きる資本家は虚弱でも生存できるが、厳しい労働に耐えうる頑強な労働者は貧困に陥りやすく、家族を持つことが困難である」というのが、その理由です。そのためシャルマイヤーは、社会主義こそが優生学に適した社会制度だと考えました。資本主義社会では虚弱な富裕層ほど有利になり、貧困にあえぐ壮健な労働者は子孫を残すことができない。だから資本を国有化すればいいと考えたのです。

## ナチス前夜に実現していた優生政策

医学の進歩によって人類が退化することを憂えたシャルマイヤーは、「治療中心の医学」

から「予防を重視する医学」への転換を訴えました。とりわけ重要視したのが、生殖により疾患や障害が次世代に遺伝されることを「予防」することです。そのための方法として、全国民の「病歴記録証」を保健局が管理し、婚姻届を提出する際には「男女双方による記録証の提示の義務化」を提案しました。

こうしたシャルマイヤーの提案は、一九二〇年に改正された「戸籍法」や、一九二七年に成立した「性病撲滅法」として実を結んでいます。この改正戸籍法により、シャルマイヤーが提案したような婚姻前検診が、戸籍局から推奨されるようになりました。改正戸籍法は、直接的に婚姻を制限するものではありませんが、健康な相手と結婚するのが崇高な義務であること、さらに病気や障害のある子どもが生まれると社会に大きな負担をかけるなどと書かれたパンフレットが該当者に配られることで、優生学的な思想が社会に浸透する土台となったのです。

性病撲滅法では、性病と知りつつ性交渉を行った者や、性病であることを相手へ知らせずに結婚した者に刑罰が与えられるようになりました。こうした優生政策が、ナチス前夜のドイツ社会民主党政権下で、部分的にではありますがすでに実現していたのです。

ただし、シャルマイヤーは優生主義者ではあっても、人種主義者というわけではありませんでした。彼は、「文明は、一方で虚弱な者を生存させてしまうものだが、同時に交通の発達により民族間の結婚が促進されることは優生学的に望ましい」と考えていました。人種主義と結びついた優生学は、当初ドイツでは傍流にすぎなかったわけです。

## アーリア人種至上主義

次は、ドイツにおける優生学の基礎を築いた、もう一人の人物であるプレッツについて触れていきましょう。優生学者のプレッツはシャルマイヤーと違い、民族主義的な志向の強い人物でした。彼は「『アーリア人』こそが、最も優れた民族だ」と主張するフランスの貴族主義者、アルテュール＝ド・ゴビノーを信奉していました。ゴビノーは白人至上主義を提唱し、アーリア民族を支配人種と位置づけたことで知られる人物です。

ゴビノーは一八五三年から五五年にかけて発表した『人種不平等論』で、人類を黒色人種・黄色人種・白色人種に大きく分け、黒色人種は知能が低く動物的で、黄色人種は無感動で功利的、白色人種は高い知性と名誉心を持つと唱えました。その中でもアーリア人は白色人種の代表的存在とし、主要な文明はすべて彼らがつくったと主張したのです。こうした「アーリア人種至上主義」は、のちの反ユダヤ主義やナチズムに援用されていきます。もちろん、この主張に科学的な根拠などありません。しかし、ドイツでは「ナチスによるユダヤ人排斥を正当化するもの」として使われていったのです。

## 淘汰を出生前に移行させる

先述したように、プレッツは『人種衛生学・第一巻』を一八九五年に刊行し、「人種衛生学」という概念を生み出しました。人種衛生学とは「望ましいと考えられる特徴を持つ者の繁殖だけを認め、他の集団は許さない」とする考え方です。ドイツでは優生学よりも、この人種衛生学という言葉のほうが頻繁に使用されました。こうした考えにより、民族の衰亡に至るような危険のある疾病や遺伝性疾患、精神障害、犯罪などの予防撲滅を望んだわけです。

一九〇四年に『人種――社会生物学論叢』を創刊したプレッツは、これを母体として翌年に、ベルリンで人種衛生学会を設立しました。シャルマイヤーも中心メンバーとして名を連ねたこの学会は、のちにドイツ優生学の牙城となっていきます。

プレッツの思想が端的にまとまっているものとしては、一九一〇年の講演「種という概念と社会という概念」が挙げられます。前掲『優生学と人間社会』での市野川による説明を見てみましょう。

プレッツは「社会」(Gesellschaft) という概念と「種」(Rasse) という概念の違いを強調する。「社会」も「種」も個体の集合であることに変わりないが、しかし、両者における個体間の関係は決定的に異なるとプレッツは言う。「社会」に支配的な原理は、隣人愛や愛他主義といった「相互扶助」であり、これまでの医療、公衆衛生、福祉政策、そして社会主義は、どれもこの原理に依拠しているとプレッツは考える。

プレッツは、「社会 (Gesellschaft)」と「種 (Rasse)」は、どちらも「個の集団」ではあるけれど、社会は隣人愛や愛他主義といった相互扶助が行動原理になるのに対し、種は闘争や淘汰にさらされると主張しました。そして、「社会発展が鈍化する原因は、社会的弱者の保護政策や生存闘争に基づく自然淘汰の低減にある」と唱え、相互扶助と淘汰の両立を目指したのです。

彼が相互扶助と淘汰を両立するために考え出したのが、淘汰を出生前に移行させるというアイデアでした。まず、暫定的措置として「遺伝性疾患を持つ者の結婚や子作りを禁止し、さらにはそのような資質のある者の不妊手術を強制化する」ことを提案しました。これにより、遺伝的疾患を持つ人たちが子孫を持つことを防ごうとしたのです。そして究極的には、「淘汰の過程を、変異と遺伝の操作や劣等な生殖細胞の除去へと切り替える」ことまで、プレッツは目指しました。

## 優生学からの戦争反対論

遺伝性疾患を持つ者の子作りの禁止や不妊手術の強制化は、当時の技術でも十分可能でした。しかし、淘汰の過程を、変異と遺伝の操作や劣等な生殖細胞の除去へと切り替えることを技術的に実現するのは、一九六〇年以降の超音波診断や羊水検査、絨毛生検（妊娠早期の胎盤の一部である絨毛を採取・培養し、染色体の形と数を確認する検査）といった技術を待たねばなりません。

詳しくは第六章で説明しますが、出生前診断の登場は、胎児が病気を持っていた場合、母体保護法に定められている「身体的または経済的理由により母体の健康を著しく害する恐れがある」という条件を満たしていれば、人工妊娠中絶の選択を可能にしました。もちろん妊娠二二週未満という制約はありますが、現在の「選択的中絶」を巡る議論は、すでにプレッツによって構想されていたと言えます。

ここで強調しておきたいのは、プレッツもまたシャルマイヤーと同じく「戦争には反対していた」ということです。先に述べた通り、シャルマイヤーは戦争を、「生物学的に優秀な者が減り、劣等な者が増える逆淘汰」と捉えていました。

後年、プレッツは優生政策の実現のためにヒトラーに接近します。戦争を逆淘汰と考え、また実現しつつあった優生政策の成果が、戦争で台無しになることを恐れ、戦争の回避と平和維持をヒトラーに懇願したのです。

このように、ドイツでは一九一八年の第一次世界大戦終結から、三三年のヒトラー政権成立までのワイマール時代に、優生政策の素地が形成されていました。こうしたことからも優生学と独裁政権、富国強兵政策をイコールで結ぶのは、短絡的だということがわかります。

## 福祉国家が求めた優生政策

第一次世界大戦の敗北によって荒廃したドイツでは、一九一八年のドイツ革命により、君主制の廃止と共和制への移行が宣言されました。翌一九年にはドイツ社会民主党が中心となり、ワイマール憲法が制定されます。ワイマール憲法とは、すべての者に「人間としての尊厳を有する生活」を保障した憲法です。主権者を国民とし、男女平等の普通選挙を行い、包括的な社会保険制度や労働者の権利、生存権の保障を規定するなど、ワイマール憲法は「近代民主主義憲法の典型」とされるものでした。

ワイマール憲法の制定により福祉国家の道を歩み出したドイツでは、富国強兵政策が希求する人口の「増加」よりも、人口の「質」の向上を求める動きが高まりました。「虚弱児の出生を予防し、屈強な子どもが生まれ健康に育つようにすべきだ」というわけです。

それと同時に、多くの女性が第一次世界大戦で夫を失ったこともあり、育児や養育に国家が介入する必要もありました。事実、ワイマール憲法には、第一一九条「母性は、国家による保護と配慮を求める権利を有する」、一二〇条「子どもを身体的にも、精神的にも、社会的にも有能な人間に養育することは、親の最高の義務であり、かつ自然の権利であって、その実行については国家共同体がこれを監視する」などの条文が盛り込まれています（『優生学と人間社会』第二章「ドイツ――優生学はナチズムか？」）。つまり、人間の生命の「国有化」、さらにいえば「人間の国有化」が志向されたわけです。

こうした福祉国家化の歩みと、ナチス政権が行った女性福祉施設「レーベンスボルン」といった施策は、コインの裏表のような関係にあります。福祉国家化する過程で、公権力による優生政策が進展していく可能性があることを、私たちは覚えておかなくてはなりません。

## 「民族」に奉仕する医療体制

第一次世界大戦の敗北による傷からようやく立ち直りかけていたワイマール共和国は、一九二九年に起こった世界恐慌により、再び大打撃を受けます。財政が逼迫する中、人種衛生学会は「低価値者に対する自発的な不妊手術を、可能にすべきだ」とする指針を採択しました。先に紹介した市野川の著作から、プレッツの『人種――社会生物学論叢』について書かれた部分を引用してみましょう。

「治る見込みもない遺伝的欠陥者のために割かれる支出は、もはや遺伝的に健康な家系の者には総じて役立たないものとなっている。それゆえ、優生学に定位した福祉は今や必要不可欠なのである。屈強な者の労働が産みだす財は、何よりもまず予防的配慮に役立てられなければならない」(『優生学と人間社会』第二章「ドイツ――優生学はナチズムか?」)

福祉国家化が進む中、いよいよ「福祉切り捨て論」が優勢になろうとしていたのです。制定には至りませんでしたが、一九三二年にはこれまで慎重な姿勢を示していたプロシアで、州議会の決議に基づき断種法案が作成されました。その第一条では、「遺伝病者は、確実にその子孫が重度の身体的・精神的遺伝疾患に罹ることが予想されるときに断種対象となる」と定めています。

「産めよ殖やせよ」と「命の選別」が同時に進行

本章の冒頭で「ナチズムには、相互に分かれる二つの層がある」と述べました。そのもう一つの層である、ナチスの「強制不妊手術や安楽死をもたらした優生政策」について見ていきましょう。

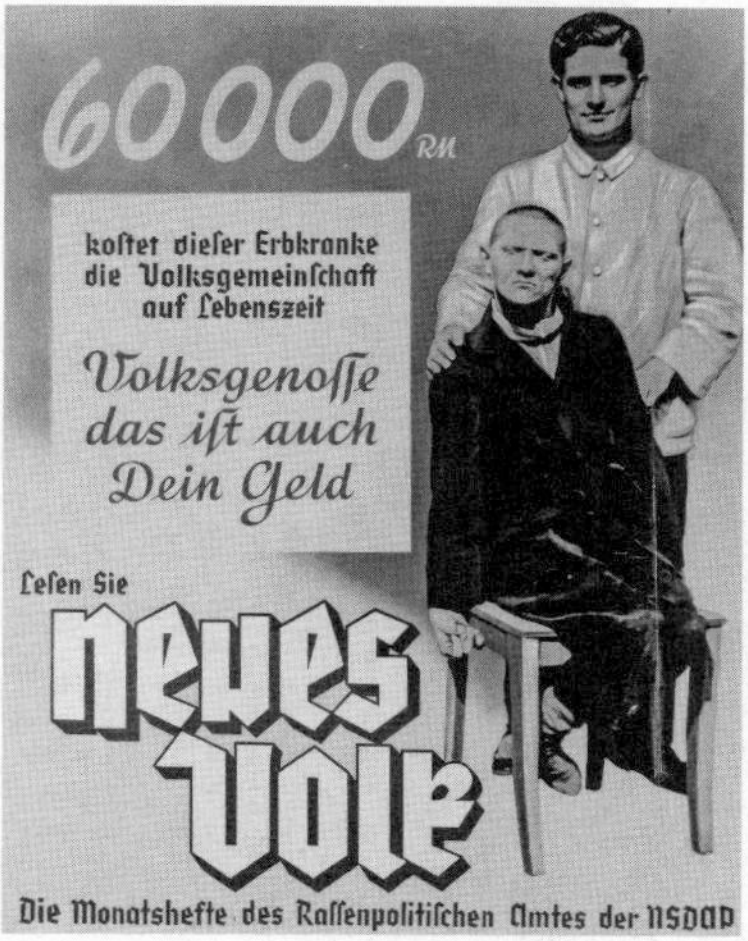
60000 RM
kostet dieser Erbkranke
die Volksgemeinschaft
auf Lebenszeit
Volksgenosse
das ist auch
Dein Geld
Lesen Sie
neues Volk
Die Monatshefte des Rassenpolitischen Amtes der NSDAP

ナチスの月刊誌「NEUES VOLK」の広告ポスター。「遺伝性の疾患を持つこの患者は、その生涯にわたって国に六万ライヒスマルクの負担をかけることになる。ドイツ市民よ、これは皆さんが払う金なのだ」

一九三三年一月、ついにヒトラー政権が発足しました。同年三月、ヒトラー率いるナチス政府は、「授権法」により憲法に拘束されない無制限の立法権を獲得します。同年七月には、ドイツ初の断種法である「遺伝病子孫予防法」が、議会の承認なしに制定されました。

遺伝病子孫予防法とは、遺伝性とみなされた精神病者や知的障害者、てんかん患者だけでなく、重度のアルコール依存症者に対しても、本人が望まない不妊手術を施すことを可能とした法律です。政府の公式記録では、翌三四年に不妊手術を受けた人のおよそ八割が、「先天性知的障害」と「精神分裂症」で占められていました。

ナチスは国民に対しても、優生政策を浸透させていきます。巧妙なプロパガンダにより、障害者や治癒が見込めない病人への憎悪を掻き立てていったのです。

彼らが「健康な純粋アーリア人」と対置した「社会的逸脱者」の中には、病人や障害者、同性愛者だけではなく、政府の政策に反対する反体制派も含まれていました。さらに社会的混乱をもたらす存在として、ユダヤ人やロマ、共産主義者、聖職者たちも弾圧の対象とされ、ついにはホロコーストが行われるまでに至ったのです。

一九三五年一〇月には「婚姻健康法」（正式名「ドイツ民族の遺伝的健康を守るための法律」）が制定されました。これは断種法で指定された遺伝病や、精神障害のある者との婚姻を禁止し、すべての者が結婚の際に保健局から「婚姻適正証明書」の交付を受けることを義務化した法律です。同時に、健康なドイツ人の婚姻・出産を奨励する貸付金などの制度も始まりました。「産めよ殖やせよ」と「命の選別」が、ドイツでは同時に進行していったのです。

## 「帝国医務規定」の制定

一九三五年一二月には、ドイツのすべての医師（ユダヤ人医師を除く）をナチス政府が管理統制する「帝国医務規定」が制定されました。これにより、医師団体の自律性は破壊され、ドイツの医学界は完全にナチス政府の管理下に置かれたことになります。

医師たちには「民族全体の健康に奉仕すること」が義務付けられ、個人の利益よりも民族全体の公益が優先されるようになりました。具体的には遺伝病・重度のアルコール依存症患者と接した医師には、不妊手術を遺伝健康裁判所に申請する義務が課され、従わなかった者には医療活動の永久停止を含む処罰が科されたのです。

断種法が制定された国はドイツだけではありませんが、ナチス政権下で行われた不妊手術は三六万～四〇万件にのぼると見られ、その数は突出しています。帝国医務規定の制定と同じ三五年には、二年前に成立した遺伝病子孫予防法の改正も行われました。これにより、優生学的理由による中絶が合法化されたのです。

## 一九三九年――大きな災厄のはじまり

ドイツにとって一九三五年という年は、優生学だけでなく人種主義の面から見ても大きな転換点でした。ユダヤ人から市民権を奪う「帝国公民法」と、ユダヤ人と非ユダヤ系ドイツ人の結婚および婚姻外性交渉を禁止する「ドイツ人の血と名誉を守るための法律」が制定されたのです。

ナチス政権下のドイツで可決されたこの二つの法律は、総称して「ニュルンベルク法」として知られています。両法律は、ナチスのイデオロギーを支える人種政策論の多くを具現化したもので、これによりドイツにおける体系的なユダヤ人迫害の法的な枠組みが形作られました。

先述した女性福祉施設「レーベンスボルン」がベルリンに設立されたのも、この年でした。設立したのは、ナチス親衛隊（SS）の隊長ハインリヒ・ヒムラーです。

繰り返しになりますが、レーベンスボルンでは未婚のアーリア人女性が収容され、親衛隊男性らとの婚姻と性交渉が促進されました。ヒムラーは親衛隊員の結婚について、「できるだけ早く結婚して多くの子をつくるべきである。数が増えれば育種失敗作も増えるであろうが、人数が少ないよりはよい」と述べています。

ナチス政権初期は、このレーベンスボルンに代表されるような、出生前にアーリア人としての「純血性」を確保する積極的優生政策に重点が置かれていました。ところが、四年後の一九三九年になると、ナチスの方針が一変します。

三九年九月一日、二つのある決定が行われました。一つは、遺伝病子孫予防法に新たな政令が下されたことです。これにより、優生学的な不妊治療手術は、どうしても必要なケースのみに制限され、さらに三五年に制定された婚姻健康法による婚姻前検診も中止になりました。

もう一つの決定は、ヒトラーの命令により「安楽死計画」の文書が発行されたことです。これらの出来事はすべて、ナチスの政策が「積極的優生学から消極的優生学に転じた」ことを示しています。これ以降、一九四五年の敗戦までのあいだに、障害児や精神病患者などが施設に移送され、七万から十数万人が殺害されました。

## T4作戦

一九三九年は「安楽死計画」が開始されたほか、悪名高い「T4作戦」が始まった年でもありました。T4作戦とは、ナチス政権下のドイツで行われた、精神障害者や身体障害者に対する強制的な安楽死政策です。「T4」という名称は、ベルリンにあった「安楽死管理局」の所在地が「ティーアガルテン通り4番地」だったことに由来しています。

ヒトラーの指示に従い、T4作戦を指揮したのは、総統官房長官のフィリップ・ボウラーと医師のカール・ブラントです。彼らの指揮の下、「安楽死」作戦の一環として、全国に六カ所の処分場と呼ばれる施設がつくられました。

T4作戦では、ドイツ国内の精神医療施設などにいた精神病患者や遺伝病患者、同性愛者など約七万人が処分場へ送られました。さらに働くことのできない数千人の囚人たちも、強制収容所内で殺害されています。「アーリア人の血統」を汚す原因になると考えられた障害者や遺伝性疾患、また働けない・戦闘能力がないといった、いわゆる「国家の役に立たない人間」を、ナチスは根絶やしにしようとしたわけです。

「重度障害者は必要ない」と主張し、障害者・施設職員ら四五人を殺傷した植松聖死刑囚のような思想の行き着く先が、ここにはあるように感じられます。植松死刑囚は犯行直後の二〇一六年七月二六日未明に、自身のツイッターアカウントに自らの笑顔の写真とともに「世界が平和になりますように。beautiful Japan!!!!!!!」と投稿しました。生産性で人間に優劣をつけ、役に立たない者は殺害してもかまわないという思想に囚われる人は、いつの時代にも存在するのかもしれません。

ナチスによるユダヤ人虐殺の解明が戦後すぐに始まったのに対し、T4作戦が広く知られるようになったのは一九八〇年代に入ってからでした。T4作戦の被害が表に出てこなかった大きな理由は、被害者遺族の間に「障害者がいることを公にしたくない」という気持ちがあったからだと言われています。社会の側に障害者を受け入れる寛容さがない時代に、身内の障害者を表に出さないようにする人びとが現れるのは、いつの時代のどこの国でも同じなのでしょう。

T4作戦は一九四一年八月に中止されますが、ナチスによる安楽死政策はその後も継続されました。実に二〇万人以上の人びとが、医師や看護師の手によって命を奪われたと見られています。

## ナチス・ドイツと現代日本の類似点

先述したように、ナチスの打ち出す政策が支持された背景には、第一次世界大戦による荒廃と困窮がありました。第一次世界大戦が勃発した翌年の一九一五年から、休戦協定が成立した一八年までのドイツの餓死者は、七六万二〇〇〇人以上と言われています。これには兵士の数は含まれていません。

この時期に発生した飢饉は、飼料用として主に用いられてきたルタバガ（カブラ）を食べて飢えをしのいだことから「カブラの冬」と呼ばれています。それほどまでに、ドイツ市民の生活は逼迫していました。「ドイツ市民よ、これは皆さんが払う金なのだ」というナチスの呼びかけが効果を発揮した背景には、前政権から続くこうした状況があったのです。

翻って、現代日本の状況はどうでしょうか。相模原障害者施設殺傷事件の植松死刑囚は、「重度障害者のために莫大な税金が支出されている」と述べていました。また、現代社会において、終末期医療の縮小を求める声は、常に一定以上の支持を集めています。

「役に立つ」「役に立たない」の線引きは、その時代の状況によって極めて恣意的に、そして差別的になされてきました。今は「役に立たない人間」の排斥を叫んでいる人でさえ、いずれ「役に立たない側の人間」として切り捨てられてしまうかもしれません。現代の優生学は、いつ誰に向かってくるかわからない刃となって、社会全体を脅かしているのです。

# 第四章　日本人と優生学

## 日本の優生学の源流

太平洋戦争での敗戦を境に、日本は社会制度のみならず、人びとの価値観も大きく変わりました。しかし、戦後も変わらず残り続けたものがあります。それは障害者に対する差別や偏見、そして優生学的な思想です。

優生学的な思想に目覚めたという日本人は、ゴルトンが優生学を唱えた一九世紀後半にはすでに存在していました。その代表格として挙げられるのが、帝国大学（現・東京大学）の第二代総長を務めた政治学者の加藤弘之（一八三六〜一九一六年）です。

加藤は、但馬国出石藩《たじまのくにいずしはん》の藩士の家に生まれ、佐久間象山に洋式兵法を学びました。一八六〇（万延元）年には蕃書調所《ばんしょしらべしょ》（江戸末期に幕府が設けた学校）教授手伝となり、この頃からドイツ語を修めるようになります。「幕末、ドイツ語を学んだ者は加藤弘之ひとり」と、有名な時代小説家・司馬遼太郎の『坂の上の雲』にも名前が登場する人物です。維新後は新政府で外務大丞などを務め、一八七〇年には天賦人権説を紹介する『真政大意《しんせいたいい》』を著しています。

天賦人権説とは、「すべての人は自由かつ平等で、生まれながらに幸福を追求する権利をもつ」という考えです。このことから、当初の加藤はリベラルな思想の持ち主だったことがうかがえます。さらに一八七四年には、「君主も人、人民も人なり」とする平等思想を説く『国体新論』を発表し、国学による国体論を批判しました。しかし、政府高官からの恫喝まがいの批判を受けたことから、のちに天賦人権説を自ら「妄想」と斥けるようになります。

一八八一年に旧東京大学の初代綜理（事実上の学長）となった加藤は、翌年に『人権新説』を刊行しました。これ以降、加藤は従来の天賦人権説とは正反対ともいえる「社会進化論」を主張し始めます。

## 社会ダーウィニズムと社会有機体論

社会進化論、あるいは社会ダーウィニズムは「ダーウィンの生物進化論を、社会に適用したもの」との俗説がありますが、それは誤りです。ダーウィンの進化論の主張からは逸脱しており、ダーウィンよりもイギリスの思想家ハーバート・スペンサーの「社会有機体論（スペンサー主義）」の影響が強いと言えます。

社会有機体論とは、社会の構造・機能・変動を、生物有機体になぞらえて説明する考え方です。生物の細胞が個体のために活動するように、一人ひとりの人間は社会のために行動する。そこでは「細胞たる人間」ではなく、その総体である「社会」なり「国家」なりが大きな価値を有してきます。

これは言うまでもなく、全体主義と等価です。社会有機体論が、「全体主義国家のために有用な人間を残し、そうではない人間を淘汰させれば、国家はますます価値を帯びていく」という考えに至るのは、論を俟《ま》ちません。

加藤が『人権新説』を書く以前から、帝国大学ではスペンサーの影響を受けた外国人教師アーネスト・フェノロサや、ミシガン大学で学んだ外山正一らが、スペンサーの著作を用いて講義を行っていました。加藤もまた、スペンサーの社会有機体論から大きな影響を受けていたと思われます。

## 「優等なる個体」が「劣等なる個体」を圧する社会

加藤が『人権新説』で試みたのは、「優勝劣敗」を原理にした社会システムの構築でした。

天賦人権なるものは本来決して実存するものではなく、まったくもって学者の妄想から生まれたものであることは疑う余地がない。（加藤弘之『人権新説』※現代語に翻訳）

加藤は、かつての自身の思想である天賦人権説を「学者の妄想」と切って捨てつつ、「優等なる個体」による専制が「劣等なる個体」の「害」を抑え込むことができる、と主張しました。

もちろん、進化論を唱えたダーウィンの著作に、生物をその繁殖力以外の能力で優等と劣等に分けるような記述はありません。ダーウィンの言う「優れた個体」とは、結局のところ「子どもをたくさん産み、多くの遺伝子を次世代に伝える可能性が高い個体」という以上の意味はないのです。

加藤をはじめとする社会進化論の信奉者たちが考えた「優等なる個体」とは、知能・体力・道徳に優れていると見なされる人たちですが、現実には社会進化論者の目に「劣等」と映る個体ほど、たくさんの子どもを産んでいました。ダーウィンの教えに従うのなら、後者こそが生物学的な「勝者」ということになります。

この矛盾を反転させたのが優生学です。「放置しておけば劣等な個体が優等な個体を淘汰してしまうので、人為的な操作により優等な個体の遺伝子を残し、劣等な個体を根絶やしにする」ことの根拠として、優生学は日本で広がっていきました。

## 日本における「進化論の父」

加藤弘之と並んで戦前の社会進化論を代表する人物としては、動物学者の丘浅次郎（一八六八〜一九四四年）が挙げられます。進化論の啓蒙活動を熱心に行った丘は、一九〇四年に日本で初めて大衆向けに書かれた進化論の解説書である『進化論講話』を著しました。『進化論講話』は異例のベストセラーとなり、文明批評家の土田杏村《きょうそん》は丘のことを、日本における「進化論の父」と評しています。

又社会の制度の如きも、人種の維持繁栄に有功な所行をなしたものは何処までも尊重し、之に有害な所行をなしたものは出来るだけ厳しい制裁を加へ、従来人為的に自然淘汰の働きを止めて居た如き制度は全く廃して、知力・健康ともに優れたものは必ず勝ち、劣つたものは必ず負ける様な仕組に改めなければならぬ。斯《か》くすれば自己の属する人種の進歩改良は自然に行はれ、他人種との競争に当つて勝つべき見込は益々多くなる。されば、進化論が世間一般に認められるに至れば、多少の改革は免れぬかも知れぬが、其結果は決して社会の安寧秩序を乱すといふ様な有害なものではなく、自己の属する人種が益々進歩し、各自業を励《はげ》んで競争に勝ちさへすれば、其子孫は更に有力な人種として益々栄えるべき機会を得る訳故《ゆえ》、競争を厭《きら》はぬだけの勇気を有する者から見れば、実に有望なものである。（丘浅次郎『進化論講話』）

この丘をどう評価するかは非常に難しく、一筋縄ではいきません。引用した部分だけを読むと、「劣つたもの」は滅ぶのみと主張しているようにも見えますが、別の章では「恰《あたか》も風月堂の隣りに駄菓子屋の店があっても、相手が違ふ故、両方とも相応に売れて相妨げぬ様なものである」と、共存を唱えているようにも読めるからです。

丘は留学中にエスペラント語（一八八七年にロシア領ポーランドのユダヤ人眼科医ザメンホフに

よって考案された国際補助語）を知り、日本人初のエスペランティストとなりました。進取の気性に富んだ人物であったことは間違いありませんが、進化論に関して言えば、ダーウィン進化論の枠組みを大きく逸脱し、社会ダーウィニズムに傾斜していったことは確かです。根拠なく敷衍したばかりに、本来の進化論とは異なる思想に達しました。

## 産めよ殖やせよ国のため

加藤や丘のこうした考え方は、消極的優生学に含まれます。彼らの思想は、アカデミズムの内部や一般読者の間では一定の支持を得ましたが、戦中の日本はナチスのような断種政策よりも、「産めよ殖やせよ国のため」と戦力を増強する方向に国策が傾斜していたので、一部の者たちの考えに留まっていました。

ちなみにこの「産めよ殖やせよ国のため」というスローガンは、厚生省予防局民族衛生研究会が一九三九年につくった「結婚十訓」の一つです。結婚十訓は、ナチスの「配偶者選択十カ条」を参考にしてつくられました。厚生省は「結婚十訓」発表の前年に設立され、初代の厚生大臣には明治の元勲・木戸孝允の孫である木戸幸一が就任しています。

この「産めよ殖やせよ国のため」が唱えられた背景にあったのが、一九三二年に建国された満州国でした。満州国は、一九三一年九月に満州事変を起こした日本の関東軍が中心となり、翌年三月に中国東北三省および熱河省につくられた傀儡国家です。建国以降、軍事面だけでなく行政面でも関東軍が大きな権限を持ち、「大日本帝国と不可分的関係を有する独立国家」と位置付けられています。

満州国での支配を維持するため、「満州へ移民を送出し続けたい」という思惑が、当時の陸軍内部にはありました。しかし、その時代は肺結核の流行で青壮年の死亡率が平均の四倍まで膨らんでおり、国民の健康増進が軍事的な課題でした。厚生省の設置は、そのような時代の要請に後押しされたものだったのです。

## 「国民優生法」の成立

厚生省には衛生や予防、労働を管理する部局も置かれましたが、主眼はあくまでも体力局による「国民体力の増進」にありました。こうした政策は終戦まで続き、現在の体育行政や学校体育にも体力局の影響は残っています。

一九四〇年には「国民体力法」が成立しました。国民体力法とは、「未成年者の体力向上と結核予防」を目指した法律です。これにより、満一七～一九歳（一九四二年改正後は二五歳）までの男子を対象に、毎年の身体・体力検査、結核を重視した検診が実施されるようになり、「筋骨薄弱」と判定されると、一週間の体力向上修練会への強制参加が義務づけられました。そのほか、各種の病気や栄養障害、性病や形態異常などの検査も行われています。

このように、当時の日本では消極的優生学よりも積極的優生学に傾斜した政策が採られていましたが、一方で「国民優生法」が成立したのも、国民体力法と同じく一九四〇年でした。国民優生法とは、「遺伝性」と決められた病者・障害者への断種を法定化したもので、ナチスの「遺伝病子孫予防法」をモデルにしています。

国民優生法が「優生保護法」として改正される一九四八年までの間に、五三八人が断種させられましたが、その大半は精神障害者でした。政策的には積極的優生学に傾斜していたとはいえ、消極的優生学もまた、数多くの生命を未然に奪っていたわけです。この点でも戦前の日本は、ナチスを踏襲していたことがうかがえます。

## 日本の「優生保護法」とナチスの「遺伝病子孫予防法」の共通点

先述したように、戦前に成立した国民優生法は、一九四八年に優生保護法へと改正されました。では、これにより戦後の日本では、優生学的な思想は消滅したのでしょうか。残念ながら、この優生保護法もまた、ナチスの「遺伝病子孫予防法」をまねた戦前の国民優生法の考えを引き継いでいました。

戦後、国民体力法は有名無実化し、一九五四年、正式に廃止されたが、国民優生法は一九四八年に成立した優生保護法に継承される。優生保護法は女性に堕胎を認めた点が画期的と評価されるが、その一方では、優生学の立場から遺伝性と決めつけられた病者への断種・堕胎、さらには国民優生法にさえ書かれなかったハンセン病者への断種・堕胎が明記されていた。一九九六年（平成八）に優生学的な規定が削除され、母体保護法となるまで、優生保護法はファシズムの残像を映し続けた。（藤野豊『強制された健康』吉川弘文館）

一九九六年に母体保護法として改正されるまで存続した優生保護法は、どのような法律だったのか。優生保護法の第一条には、「優生上の見地から不良な子孫の出生を防止するとともに、母性の生命健康を保護することを目的とする」と書かれていました。つまり、優生保護法は「病気や障害のある子どもが生まれてこないようにする」という考えからつくられた法律だったのです。

ナチスと戦後日本の優生政策には、ある共通点があります。それは、出発点として「福祉」や「人権」が存在したことです。前章で触れたように、ドイツにおいて優生政策の萌芽が見られたのは、「ワイマール憲法下で、社会民主党が福祉国家を目指そうとする改革を行っていた時期」でした。一方、日本で一九四八年に優生保護法が生まれた要因の一端には、戦後の女性解放運動がありました。富国強兵政策のもと、家庭に縛り付けられ家事と生殖の担い手としての役割を負わされ、社会的な発言権を奪われてきた女性を解放するための一里塚が、「中絶の合法化」だったのです。その背景には、戦前は一人でも多く出産することを奨励する政策のもと、母体の健康が大きく損なわれてきたことが挙げられます。

## 産児制限運動

優生保護法を法案として最初に提出したのは、戦後初の女性国会議員で婦人解放運動家の加藤シヅエです。加藤は、日本における産児制限運動の推進者で、「多産によって生じる、社会的な悪徳や貧困を除去する」ことを主張しました。加藤がこうした運動に参加していった背景には、炭鉱労働者の厳しい生活を目の当たりにしたことが影響していたと思われます。

加藤は最初の夫である実業家の石本恵吉が赴任した三井三池炭鉱で、貧困で苦しむ女性たちの存在を知りました。その後、加藤は石本が労働問題の研究のために渡米したあとを追い、一九一九年にニューヨークへ渡ります。そこで秘書学を学んでいた頃、彼女は貧民街で産児制限運動を啓蒙していたマーガレット・サンガーと出会いました。

産児制限運動とは、「多産によって生じる女性の心身への負担や家族の貧困を防ぐべく、受胎調節、人工妊娠中絶などによって産児を制限しよう」という活動です。サンガーは一九一四年に産児制限運動を提唱し、人為的に妊娠・出産・育児を制限するよう指導しました。一九二一年には避妊研究のためのファンディングや、女性のセクシャルヘルスを守る活動を行う団体、「アメリカ産児制限連盟」を設立しています。

加藤は「妊娠と堕胎から女を守る」というサンガーの運動が、日本にも必要と考えました。一九二二年に帰国した加藤は、サンガーを招いて各地で講演会を行うなど、日本での産児制限運動をスタートさせていきます。一九三一年に日本産児調節婦人連盟を設立し、会長に就任した加藤は、母体保護の重要性から「避妊と中絶の合法化」を主張するだけでなく、「不良な子孫の出生の防止」も訴えました。

## 劣等遺伝による障害者の出生防止

一九四五年に日本は終戦を迎えますが、戦後にいち早く産児制限運動の声を上げたのも加藤でした。一九四六年、彼女はＧＨＱの要請を受けて衆議院議員選挙に立候補し、初の女性代議士三九名の一人となりました。そして一九四七年一二月に、人工妊娠中絶と不妊手術を合法化するため、優生保護法の法案を提出しています。

この法案は医学博士の福田昌子と産婦人科医の太田典礼、それと加藤の三人により、共同提出されました。福田は一九四〇年にヒスタミンの研究により、当時史上最年少（満二六歳）で医学博士号を取得した人物です。福田は、加藤の「望まぬ出産に対する、中絶の権利が女性には必要である」という考えに賛同していました。

太田典礼は、一九七六年に日本安楽死協会（のちに「日本尊厳死協会」に改称）を設立したことで知られる人物です。安楽死運動を展開する中で、「劣等遺伝による障害者の出生防止」も主張していました。

「劣等遺伝」は、よく似た語感の「劣性遺伝」とはまったく異なる概念です。病気や障害その他の劣った形質が遺伝するという素朴な考えに基づいたもので、遺伝学的な基礎づけがある概念ではありません。通常、相同染色体上の対立遺伝子には「優性遺伝子」と「劣性遺伝子」があります。この場合の優性・劣性は遺伝子の発現のしやすさを示しているだけで、それ以外の意味はありません。「優性遺伝子」をA、「劣性遺伝子」をaで表すと、AAとAaの組み合わせは「Aの形質」、aaの組み合わせだけが「aの形質」を発現します。

たとえばAが病原遺伝子、aが正常遺伝子だとすると、AAとAaは発病し、aaは正常です。病原遺伝子が優性なことで著名なのが、後述するハンチントン病です。反対にA

が正常遺伝子、ａが病原遺伝子の場合、ＡＡとＡａは正常、ａａだけが病気になります。病原遺伝子の多くは「劣性遺伝子」です。

こうした遺伝子を持っている個体が生き残る確率は低く、したがって子孫を残すことも稀になります。優性の遺伝子病が稀な存在なのは、病原遺伝子が一つでもあれば病気になり、この遺伝子が集団から消えていく運命にあるからです。

ところが、ハンチントン病は発病時期が繁殖年齢を過ぎている場合が多く、遺伝子が子に伝わってしまうことが稀ではありません。だから、簡単には消滅しないのです。劣性の遺伝子病の場合、「ヘテロ（Ａａ）で正常な人が、何らかの感染症に対して抵抗力が強い」ということが、ままあります。当該の感染症が流行するとかえって生存確率が増すので、遺伝子が消えることがないのです。

最近、日本遺伝学会は「優性遺伝」を「顕性遺伝」、「劣性遺伝」を「潜性遺伝」に名称変更すべきと提案していますが、無闇に名称変更するのは混乱のもとだと思います。「優性遺伝」「劣性遺伝」は一九〇七（明治四〇）年以降、生物学や医学で一貫して使われている用語です。一学会にすぎない日本遺伝学会が名称変更を提案するのは、僭越の誹りを免れないと思います。

ともあれ、GHQの後ろ盾もあり、優生保護法は加藤らが法案を提出した翌年、一九四八年に成立しました。後年、この法律により不妊手術を受けさせられた人たちが、国に対して賠償訴訟を次々と起こしていくことになります。

## 「命の選別」を求める空気

母体保護を目的とした運動が、断種を正当化してしまう。その構図は、福祉国家の内部からナチスが生まれ、拡張していった歴史と通じます。

一九四八年施行の優生保護法では、遺伝性疾患やハンセン病だけでなく、「遺伝性以外の精神病、知的障害」のある患者に対する断種も定められました。一九九六年までに行われた強制的な不妊手術は一万六〇〇〇件に及び、その七割は女性でした。一方で同意に基づく手術も八〇万件以上行われており、法による強制以上に「不幸な子どもを産まない運動」に賛同した人たちが多かったことがうかがえます。

優生保護法は、一九七二年に改正案が国会へ提出されました。日本医師会や日本母性保護医協会の調査結果をもとにした改正案の要点は、以下の三点です。

①経済的理由による中絶の禁止。

②重度の精神・身体の障害の原因となる疾病・欠陥を有しているおそれが著しいと認められる胎児の中絶の合法化（「胎児条項」の導入）。

③優生保護相談所の業務に初回分娩時期の指導を追加し、高齢出産を避ける。

法改正の機運が高まった理由としては、羊水検査の技術が確立し、障害のある胎児の早期発見が可能になったことが挙げられます。しかし、この改正案は、脳性麻痺者の障害者差別解消を目指す「青い芝の会」や女性団体などからの反発を受け、廃案となりました。「胎児条項」からもわかるように、この改正案は「女性に障害者排除の役割を担わせる」のが目的です。女性の権利の確立というよりも、女性を人口政策・優生政策の道具にしようとする改正案だったと言えるでしょう。

## ハンセン病患者の隔離・断種政策

優生学的な断種手術、中絶、避妊を合法化した法律である優生保護法は、一九九六年に「不良な子孫の出生防止」条項が削除された「母体保護法」に改正されるまで存続しました。二〇一九年の安倍首相（当時）のおわび談話を経て、二〇二〇年になってようやく、国会が立法経緯や被害実態の調査に着手しています。

この「不良な子孫の出生防止」の最たるものが、ハンセン病患者の隔離・断種政策でした。ここで、あらためてハンセン病について説明しておきましょう。

かつて「らい病」と呼ばれたハンセン病は、細菌の一種である「らい菌」の感染によって起こる慢性細菌感染症です。現在の病名は、一八七三年にらい菌を発見したノルウェーの医師アルマウェル・ハンセンに由来します。現在の患者は七〇歳以上がほとんどで、その原因も乳幼児期の感染によるものです。らい菌に感染すると、皮膚や末梢神経が侵され、進行すると顔面や手足の変形・欠損といった後遺症が残ります。

ハンセン病は、古くから世界各地に存在する病気でした。多くの古文書にハンセン病を思わせる記述が残されており、日本でも奈良時代に編まれた『日本書紀』に、ハンセン病を指す「白癩《びゃくらい》」という記述があります。

歴史上の有名な人物にも、ハンセン病を患っていたと伝えられている者は多く、たとえば豊臣秀吉の家臣で越前敦賀城主の大谷吉継も罹患していました。司馬遼太郎の小説『関ケ原』にも〈吉継は癩患者である。すでに皮膚に異変を生じ、顔面が崩れ始めていた〉と書かれています（異説あり）。

ハンセン病は皮膚や顔に目立った特徴が表れることから、奥座敷や離れ小屋での生活を余儀なくされる人や、家族から離れて放浪する「放浪癩」と呼ばれる人が数多く存在しました。放浪を余儀なくされた患者たちが集落を形成し、物乞いなどをしていたという例も記録に残っています。

### 癩予防法の成立

しかし明治になると、諸外国から「ハンセン病患者を放置している」と批判を受けたこともあり、政府は一九〇七年に「癩予防ニ関スル件」という法律を施行し、放浪癩を療養所に収容するようになりました。患者救済の目的があったとはいえ、こうした政策により

「ハンセン病は強い感染力を持つ病気である」という誤解が広まり、差別や偏見を大きくしたと言われています。

ハンセン病患者の隔離をさらに推し進めたのが、一九二九年に始まった「無癩県運動」でした。無癩県運動とは、「ハンセン病患者が自分たちの町や村に一人もいないことを目指した、官民一体の社会運動」のことです。一九三〇年代から六〇年代にかけ、県内からすべてのハンセン病患者を、療養所に隔離・強制収容させる運動が全国で行われました。目的が患者救済から、ハンセン病患者の撲滅・消去という、まさに消極的優生学へと姿を変えていったのです。

各県が競うように患者を摘発し、強制収容させるこの運動は、患者本人のみならず家族の人権まで侵すほど、激しい差別を生みました。一九三一年に実業家の渋沢栄一を会長とする「癩予防協会」が発足され、さらに同年、無癩県運動を合法化した「癩予防法」が制定されると、療養所への強制収容者は増加の一途をたどります。

一九四〇年には、患者たちの住む集落を警官や療養所職員が襲撃する「本妙寺事件」が起こりました。当時の報告書によると、「男六五、女五三、未感児二八、非らい一一、計

日本の優生政策をめぐる主な出来事

| | |
|---|---|
| 1907年 | 法律「癩（らい）予防ニ関スル件」制定（患者の隔離政策の開始） |
| 1929年 | 「無癩県運動」始まる |
| 1931年 | 「癩予防法」（旧法）成立（強制隔離の強化） |
| 1940年 | ナチスの「遺伝病子孫予防法」をモデルに「国民優生法」制定 |
| 1943年 | アメリカでハンセン病治療薬「プロミン」の有効性確認 |
| 1948年 | 「優生保護法」の制定。障害者や精神疾患の患者らに強制不妊手術をすることを認めていた |
| 1953年 | 「らい予防法」（新法）制定（隔離政策は継続） |
| 1996年 | 「らい予防法」廃止。「優生保護法」が「母体保護法」に改定され、「不良な子孫の出生防止」に関する条項が削除された |
| 2001年 | 熊本地裁が国の隔離政策に違憲判決。元患者13人への損害賠償を国に命じる |
| 2009年 | 「ハンセン病問題基本法」施行 |
| 2016年 | 知的障害者施設「津久井やまゆり園」で、入所者19人が殺害される |
| 2019年 | 熊本地裁が、元患者家族への損害賠償を国に命じる |

一五七名を刈込み、トラック及び患者用輸送自動車にて、九州療養所に運び、男は警察留置所、女は監禁室に夫々分割収容いたし申候」とあります。ハンセン病患者を「刈込み」、「留置所」や「監禁室」に収容するなど、ハンセン病患者への差別や偏見が伝わってくる内容です。

ハンセン病患者の強制収容が相次ぎ、キャパシティをはるかに超えた療養所で、患者たちは劣悪な生活を余儀なくされました。感染力が極めて弱い上に遺伝性でもない病気にもかかわらず、患者やその家族の人権は長く蹂躙され続けたのです。

## 歴史を冷静に見つめる

新型コロナウイルスの感染拡大が一向に収まる気配

を見せませんが、感染者やその家族、さらに医療・介護・小売業といったエッセンシャルワーカー（生活維持に欠かせない職業）らへの差別やいじめ、誹謗中傷などを見ると、ハンセン病患者を強制隔離した歴史を思い起こさせます。新型コロナウイルスはどんな人でも平等に感染する可能性があるにもかかわらず、なぜまた人権を無視した他者の排除が行われるのか。おそらく感染経路がわかりづらいことからくる、新型コロナウイルス感染症への恐怖や不安が原因と思われます。

一九二九年に始まった無癩県運動では、住民による密告を国は奨励しましたが、新型コロナウイルスによる自粛が続いていた時期にも、まさに同じようなことが行われました。県域をまたいで移動する人たちや、休業要請に応じない店舗への市民同士の監視の目が厳しくなったのは記憶に新しいと思います。

ハンセン病に関しては、治療薬である「プロミン」の有効性が、アメリカでは一九四三年に確認されていました。にもかかわらず、「ハンセン病は恐ろしい病気だ」という考えが社会に広がると、患者のみならず家族まで差別されてしまう。差別や偏見、誹謗中傷を防ぐためには、正しい知識を身につけることが何より重要です。

新型コロナウイルスに関しては最終章で詳しく説明しますが、本来、私たちが恐れなくてはならないのは、ウイルスであって人間ではありません。科学的に不確かな知識に惑わされないためにも、人類が犯してきた「見えない病気におびえた、差別・偏見の歴史」を冷静に振り返ってみる必要があります。

# 第五章　無邪気な「安楽死政策」待望論

## 嘱託殺人

二〇二〇年七月、全身の筋肉が衰える難病「筋萎縮性側索硬化症（ALS）」の女性患者に薬物を投与して死亡させたとして、医師二人が嘱託《しょくたく》殺人の疑いで逮捕されました。嘱託殺人とは自殺関与罪の一種で、被害者から「殺してほしい」という嘱託（依頼）を受けて、本人を殺害することです。

同じ自殺関与罪には、人をそそのかして自殺させる「自殺教唆」、別の人（時には医者）が自殺の手助けをする「自殺幇助」があります。これらは、直接手を下したかどうかという違いはあるものの、通常の殺人罪より刑が軽いのが特徴です。どちらも刑法二〇二条に盛り込まれており、六カ月以上七年以下の懲役または禁錮という法定刑になっています。

くだんの医師二人は、ALS患者の女性本人に頼まれたとして、二〇一九年一一月に京都市中京区のマンションを訪れ、彼女に薬物を投与しました。死因は急性薬物中毒で、女性の胃からは鎮静作用がある「バルビツール酸系」の薬物の成分が検出されています。

医師の一人、大久保愉一《よしかず》被告は「高齢者は見るからにゾンビ」などと、たびたび匿名でネットに投稿していました。「高齢者への医療は社会資源の無駄」「寝たきり高齢者はどこかに棄てるべき」という優生学的な主張を繰り返す様は、相模原知的障害者施設殺傷事件の植松聖死刑囚と重なります。

大久保被告は、安楽死法制化についてもたびたび言及しており、自身のアカウントと見られるツイッターで、「ドクター・キリコ」について何度も触れています。ドクター・キリコとは手塚治虫の漫画『ブラック・ジャック』に登場するキャラクターです。安楽死を専門とする医師で、完治の見込みのない患者を下手に生存させ苦しませ続けるよりも、安らかに息を引き取らせた方が良いという信念のもと、難病患者や重傷患者に呼吸中枢をマヒさせる薬物などを投与していました。

やっぱりオレはドクター・キリコになりたい。というか世の中のニーズってそっちなんじゃないのかなあ（二〇一三年四月一〇日のツイッター）

俺がもし開業するなら、ドクター・キリコしかないなといつも思う。自殺幇助になるかもしれんが、立件されないだけのムダな知恵はある（二〇一四年一月一七日のツイッタ

ー）

さらに大久保被告は、ALS患者の主治医を経験した結果として、〈彼らが「生き地獄」だというのも少しはわかります〉と理解を示すような言葉を述べたあとに、〈神経難病などで「日々生きていることすら苦痛だ」という方には（中略）一服盛るなり、注射一発してあげて、楽になってもらったらいいと思っています〉という主張を、自身の匿名ブログに投稿していています。

## 高齢者を「枯らす」技術

この事件では、嘱託殺人に関わったもう一人の医師・山本直樹被告名義の口座宛てに、ALS患者の女性から現金約一三〇万円が事前に振り込まれていました。二人の医師は、かつて同じ病院で勤務する同僚でした。二人は過去に『扱いに困った高齢者を「枯らす」技術』（現在は購入不可）という電子書籍を、共著で出版しています。ウェブ上に掲載されている内容紹介を引用してみましょう。

認知症で家族を長年泣かせてきた老人、ギャンブルで借金を重ねて妻や子供を不幸に陥れた老人。そんな「今すぐ死んでほしい」といわれる老人を、証拠を残さず、共犯者もいらず、スコップや大掛かりな設備もなしに消せる方法がある。医療に紛れて人を死なせることだ。病室に普通にあるものを使えば、急変とか病気の自然経過に見せかけて患者を死なせることができてしまう。違和感のない病死を演出できれば警察の出る幕はないし、臨場した検視官ですら犯罪かどうかを見抜けないこともある。荼毘に付されれば完全犯罪だ。

悪いことをした覚えがなくても、誰かに勝手に恨まれているかもしれない。悪意に満ちた人に殺されてしまわぬよう、この本では、医療にまぎれた「医療犯罪」で殺されないようにするための知識を提供したい。身を守る知識としてくわしい描写も入っている。読者の皆さんが、こうした知識を悪用してゆめゆめ誰かを殺害しないことを信じている。(『扱いに困った高齢者を「枯らす」技術』山本直樹著、mhlworz編著)

医師二人の考えは、植松死刑囚の思想と何ら変わりません。「役に立たない者」「生きている価値のない者」は死んだ方がいいと考える、明らかな優生思想です。優生思想が厄介なのは、それが浅薄な思考実験からのみ生み出されるというわけではなく、現在の国民の不満や不安をすくい取りながら、別の思惑や動機を巻き込んで巨大な怪物となって社会を覆い尽くす点にあります。

日本は世界で最も高齢化が進んでいる国の一つです。新型コロナウイルスにより国の財政もさらに逼迫し、今後さまざまな治療が保険適用から外されていくかもしれません。事実、菅義偉首相は「目指す社会像は自助・共助・公助、そして絆だ」とし、「まず自分でできることは自分でやる、自分でできなくなったら家族とかあるいは地域で支えてもらう、そしてそれでもダメであればそれは必ず国が責任を持って守ってくれる。そうした信頼のある国づくりというものを行っていきたいと思います」と、過度な自己責任を押し付ける社会へと変革していこうとする考えを述べています。

そうした社会の風潮もあり、安楽死・尊厳死を認めるような主張が、メディアでも多々見受けられるようになってきました。この章では現代の「安楽死・尊厳死」論議について検討していきます。

## 「役に立つ」という言葉が切り捨てるもの

二〇一九年一月、ある文芸誌に掲載された対談記事が、大きな反響を呼びました。安楽死をテーマにした小説『平成くん、さようなら』（文藝春秋）で芥川賞候補となった社会学者の古市憲寿氏と、メディアアーティストで筑波大学准教授でもある落合陽一氏が行った、「シリーズ『平成考』1 『平成』が終わり、『魔法元年』が始まる」という対談です。

〈このままだと社会保障制度が崩壊しかねないから、後期高齢者の医療費を二割負担にしようという政策もある〉と落合氏が述べたところ、古市氏が〈財務省の友だち〉と検討した話として、〈特にお金がかかっている終末期医療の最後の一ヶ月を削ればいい〉と切り出したのです。

落合　背に腹はかえられないから削ろうという動きは出てますよね。実際に、このままだと社会保障制度が崩壊しかねないから、後期高齢者の医療費を二割負担にしようという政策もある。議員さんや官僚の方々とよく話しているのは、今の後期高齢者にそれを納得させるのは難しくても、これから後期高齢者になる層――今の六十五歳から七十四歳の層――にどれだけ納得していただけるかが一つのキーになるんじゃないか、と。今の長期政権であればそれが実現できるんじゃないかと思うんですよね。

古市　財務省の友だちと、社会保障費について細かく検討したことがあるんだけど、別に高齢者の医療費を全部削る必要はないらしい。お金がかかっているのは終末期医療、特に最後の一ヶ月。だから、高齢者に「十年早く死んでくれ」と言うわけじゃなくて、「最後の一ヶ月間の延命治療はやめませんか？」と提案すればいい。胃ろうを作ったり、ベッドでただ眠ったり、その一ヶ月は必要ないんじゃないですか、と。

（落合陽一×古市憲寿「『平成』が終わり、『魔法元年』が始まる」『文學界』二〇一九年一月号）

古市氏が「必要ないんじゃないですか」と言う終末期医療ですが、実際に死亡前一カ月にかかる費用は、医療経済研究機構が二〇〇〇年に発表した報告書では、国民医療費の三・五パーセント程度です。胃ろうやその他の延命治療をするかどうかは、本人や家族の自己決定権に属しているので、他人がとやかく言うべきことではありません。そもそも「死ぬ一カ月前」というのは死んだ後で初めてわかる結果論であって、死ぬ前にはわかりません。終末期医療の自己決定権はなるべく認めたくないにもかかわらず、「死の自己決定権」は認めようというのは、経済合理性だけを考えているからです。人は経済合理性を最大化するために、生きているわけではありません。

「議員さんや官僚の方々とよく話している」「財務省の友だち」などという、彼らの言葉の端々から感じられるのはエリート意識です。もっといえば「選民意識」すら感じられます。社会の中枢に近い場所にいる自分たちが、凡百の市民の「本音」をすくい取って政策として実現させようとしているのだという優越感が、社会保障費や終末期医療への雑な現状認識を招いているのかもしれません。

**社会に蔓延している「本音」**

のちに落合氏は「介護にまつわるコスト課題（職員のサポート）と、終末期医療にまつわるコスト課題を、対談形式なので同列に語ってしまった」ことや、「終末期医療に関してコストや医療費負担の知識が不足していたため、校正でも気が付かなかった」ことを訂正し、反省の言葉をウェブサイトに投稿しています。落合氏に「命の選別をする意図はなかった」というのは、おそらくその通りなのでしょう。ここで本当に問題なのは、彼らの思想よりも社会に蔓延している「本音」のほうです。

近年、政治家や知識人、識者とみなされる人たちから、以前なら退けられていたような極論が、さも「合理的で現実的な解」であるかのような言葉で言い換えられる状況が見受けられます。たとえば、麻生太郎副総理兼財務相は二〇一三年一月に行われた社会保障制度改革国民会議で、終末期医療について、「私は少なくともそういう必要はないと遺書を書いている」とし、「いいかげんに死にたいと思っても『生きられますから』と生かされたらかなわない。さっさと死ねるようにしてもらわないと」などと語りました。

麻生副総理はさらに、「政府の金で（高額医療を）やってもらっていると思うとますます寝覚めが悪い」とも述べています。その後、記者会見で「私見で、一般論ではない」と釈明し、「適当でない面もあった」と文書で発言を撤回しました。

こうした発言は、かつてであれば社会的に大バッシングされてもおかしくはありませんでした。しかし、このような極端な主張に対しても、「よくぞ言ってくれた」と言わんばかりに、擁護や賛同の声が上がるといった風潮が、社会全体に広がっています。

確かに現在の日本の医療費は年間四〇兆円を超えていて、持続可能性が危ぶまれているのは確かです。社会保障給付費の九割を占める年金・医療費・介護費が、現役世代の負担になっているのも間違いありません。しかし、財源を根拠に「安楽死」を制度化することは、確実に優生学的な思想へつながっていくでしょう。

## 「役に立つ・立たない」という価値観

安楽死・尊厳死とはじゃっかん論旨が異なりますが、ここ数年「役に立つ・役に立たない」という価値観で、命を選別する考えが横行するようになりました。自民党の杉田水脈《みお》衆議院議員が「同性カップルには生産性がない」という趣旨の論考を月刊誌に寄稿し、激しい批判を浴びたのは、記憶に新しいと思います。

例えば、子育て支援や子供ができないカップルへの不妊治療に税金を使うというのであれば、少子化対策のためにお金を使うという大義名分があります。しかし、LGBTのカップルのために税金を使うことに賛同が得られるものでしょうか。彼ら彼女らは子供を作らない、つまり「生産性」がないのです。そこに税金を投入することが果たしていいのかどうか。にもかかわらず、行政がLGBTに関する条例や要綱を発表するたびにもてはやすマスコミがいるから、政治家が人気とり政策になると勘違いしてしまうのです。（「『LGBT』支援の度が過ぎる」『新潮45』二〇一八年八月号）

その月刊誌は、二カ月後に休刊へと追い込まれましたが、杉田氏は現在のところずっと議員を続けています。「役に立つ・立たない」というのも、極めて主観的・時代的な判断でしかなく、普遍的な価値観ではありません。本来、人間の命を「生産性」という一面的な価値観で測ることなどできないはずですが、こうした考えは個人の思想のみならず、政治的・社会的な広がりを見せています。

六年ほど前ですが、グローバル人材を育てる「G（グローバル）型大学」と、職業訓練校のような教育を施す「L（ローカル）型大学」とに大学を分けてはどうかという議論が注目を集めました。その主張を要約すれば、「ごく一部の優秀な『G型学生』を除く『L型学生』に高度な教養は必要ない」「大部分の大学では観光客を案内するための英会話や、会計ソフトの使い方、自動車工場で使われている機械の操作法などを教えればいい」となります。

一部のエリート校以外の大学をすべて職業訓練校にするという発想は、「日本を階級社会にすべきだ」と言っているのと変わりません。荒唐無稽に思えるこの主張が、ほぼそのまま文部科学省の有識者会議による提言となり、物議を醸したのです。

その後の大学行政を見ていると、予算の付け方や新しい入試制度などすべてが「役に立つ」学生の生産に傾斜しているように感じられます。これも「G型L型論」を、検討に値するいいアイデアだと感じた有識者や官僚、政治家が多かった証でしょう。

いちいちナチスの例を引くまでもなく、「役に立つ・立たない」の線引きは、その時代の状況によって極めて恣意的に、そして差別的になされてきました。「役に立つ人間」と「役に立たない人間」という線引きは、経済が縮小していく時代においては、多くの人の心を捉えてしまうようです。

## 資本主義に毒された考え方

「役に立つ」「役に立たない」という概念自体、そもそも人間を何かの道具と捉えている証拠です。太平洋戦争前の時代において「役に立つ人間」とは、「体が頑強で障害も病気もなく、男性は、兵隊として反抗的でなく、上官の命令通りに働く滅私奉公型の人間」のことでした。一方、女性には「将来兵隊として役に立つ男の子を、たくさん産む」ことが求められました。

戦争が終わって高度成長期になっても、その価値観はそれほど変わりませんでした。今度は工場で黙々と働く男性と、労働力確保のために子どもをたくさん産む女性が「役に立つ人間」とされました。ＬＧＢＴの人たちのことを「生産性がない（子どもを産まない）人間」と糾弾するのは、こうした考えに基づいています。

現在、世界を席巻している資本主義は、多くの労働者と消費者を必要としています。「少子化は悪」というのは、資本主義というイデオロギーに毒された考え方ではないでしょうか。生態学的見地からすれば、人口が少なくなれば一人あたりの資源量は増えていきます。そうなると、個々人の平均的な幸福度は高まってくるはずです。

介護が必要な障害者や老人を「役に立たない」と言って差別するのは、「労働力として役に立たない」と考えているからなのでしょう。消費者としては役に立つと思いますが、公的な資金に頼って生活している人も多く、経済合理性の観点からはマイナスの存在とされるわけです。労働によって収入を確保し、税金を払い、消費者としてたくさんのお金を使っている多くの人たちにとっては、介護が必要な老人や障害者は「役に立たない」存在に見え、国が手厚く保護するのは「税金の無駄遣い」に思えるのかもしれません。

しかしＡＩが発達して、多くの人間の労働を肩代わりしてくれる未来が訪れると、大半の人は労働者として「役に立たない」存在になります。そうした時代では、生産性がないのは障害者や介護老人ばかりでなく、若い健常者も同じです。こうなると、生産性がない人間は「役に立たない」という資本主義のイデオロギーは、完全に時代遅れになります。ベーシックインカムが導入される時代になれば少子化は歓迎され、「生産性」という基準で役に立つ・役に立たないを決定しようとの考えは瓦解するでしょう。

## 「安楽死」と「尊厳死」はどこが違うのか

安楽死や尊厳死、さらに自殺幇助については、世界共通の統一的な定義が存在しません。そのことが議論の混乱を生んでいるところがあるので、やや遠回りになりますが、まずは標準的な定義から説明していきます。

### ①安楽死

安楽死はギリシア語の「euthanasia（エウタナーシャ＝安楽死）」を語源とする言葉です。「eu（エウ＝良い）」と「thanatos（タナトス＝死）」という単語が組み合わさってできた言葉で、一般的には終末期の患者の苦痛を和らげるために、医療従事者が医学上の処置を施して死に至らしめることを指します。

安楽死は、「積極的安楽死」と「消極的安楽死」の二つに大きく分類されます。患者が肉体的に酷く苦しんでいるのに、苦痛を和らげる方法がほかにない。さらに生命の短縮を承諾する患者の明確な意思表示があり、死が避けられず死期が迫っている。そうした状況で、医療者が患者に致死性の薬物を投入するなどして、積極的に死へと誘導するのが「積極的安楽死」です。ただし、現在は緩和医療が発展し、たいていの肉体的苦痛はコントロールできるようになりましたので、このような積極的安楽死は過去のものになりつつあります。

それとは逆に、可能な治療行為を行わなかったり中止したりする手法により、患者を死に至らしめるのが「消極的安楽死」です。たとえば、もはや助かる見込みのない末期のがん患者に鎮静剤を投与して、眠ったまま最期を迎えてもらう「終末期鎮静」は、一種の消極的安楽死と言えます。患者と家族と医療従事者の暗黙の合意によって行われていますが、法律に基づいているわけではありません。いい加減と言えばいい加減ですが、瀕死の人に自己決定を求めるのは無理なので、現実問題としてはこれで十分だと思います。

②尊厳死

尊厳死とは「人間が『人間としての尊厳＝dignity』を保ったまま死に臨む」ことを指す言葉です。英語では「death with dignity」と言います。

終末期においては、人工呼吸器や胃ろうなどの延命措置が患者にとって大きな苦痛となる場合があり、人生の最後を苦しみのなかで過ごすことも少なくありません。患者が事前に延命行為の停止を「リビング・ウィル（生前の意思）」として宣言しておくことで、クオリティ・オブ・ライフ（QOL）を確保しつつ安らかに死を迎えることができるというのが一般的な「尊厳死」の定義になります。

尊厳死は「消極的安楽死」と重なる部分も多く、そこに明確な区分はありません。また、日本の法律には尊厳死についての規定がないので、本人の宣言があったとしても医療従事者が遺族から殺人罪などに問われる可能性があります。

③自殺幇助

安楽死と重なる部分も多いのが「自殺幇助」です。これは「誰かの助けを借りた自殺」で、「PAS（physician-assisted suicide）」も含まれます。PASとは、医師に幇助された自殺のことです。医師自ら患者に薬物を投与する場合も、また患者に致死量の薬物を渡す場合もPASとなります。

## 活発化する尊厳死法制化議論

これらの定義は世界保健機関（WHO）や医療学会、各国の支援機関によっても、かなり異なる部分があります。日本では、一九七六年設立の日本安楽死協会が「末期患者に医師が薬物注射を行い死に至らす行為」の合法化を目指したこともあり、「安楽死＝積極的安楽死」という用法が普及しました。

安楽死の法制化運動には批判も多く、同協会は一九八三年に「日本尊厳死協会」と名称を改め、当面は「延命治療の手控えもしくは中止」の合法化に目標を定め直しています。これが日本における「尊厳死」の定義として広まることになりました。

再び尊厳死法制化議論が活発になったのは、二〇一二年に超党派の国会議員約一四〇人から成る「尊厳死法制化を考える議員連盟」が、「終末期の医療における患者の意思の尊重に関する法律案」を公表してからです。この法律案が、近年において安楽死を主張する意見が増える議論の契機となりました。

一見、患者の自由意思によって「安楽死・尊厳死」を可能にするのは、人びとの恣意性の権利を擁護する制度のように見えます。しかし、「遺産を早く手に入れたいがために、まだ死にそうもない人を騙して『安楽死』を認める書類にサインさせる」といった犯罪が起こる可能性を否定できません。そうした犯罪を防ぐには、「安楽死・尊厳死」の要件を厳密に明文化する必要があります。

さらに、要件を満たすために様々な検査を行って「安楽死」を認めてもらったとしても、その後、気が変わったらどうするのか。あるいは「そうした検査費用は誰が負担するのか」といった面倒な問題も避けられません。

はっきり言って「寝たきりになったり、重度の認知症になったりしたら、生きていても仕方がないから安楽死する権利を認めたほうがいい」というのは、多少なりとも元気な人の考え方です。実際に寝たきりになったり認知症になったりしたら、安楽死に対する意見が変わるかもしれません。

無理に安楽死を選ばなくても、人は「いずれ死ぬ」という運命を避けることはできないのに、なぜそんなつまらないことを考えるのか。経済合理性のことだけで頭がいっぱいになった人は、度し難いと思います。

## 安楽死が合法化された国

安楽死、尊厳死、自殺幇助のいずれも、日本では合法化されていませんが、すでに認められている国や地域も存在します。最も有名なのはスイスですが、よく言われる「スイスでは一九四二年に安楽死が合法化された」という表現は正確ではありません。スイスに「安楽死」について定めた独立法は存在せず、一九四二年に制定されたスイス刑法第一一五条では「利己的な理由で他者に対して自殺を誘導・手助けした場合は、五年以下の懲役または罰金刑に処される」と定められています。これを「利己的でない理由」、つまり「その死によって、自殺を手助けした人が利益を得るものではない場合、幇助が容認される」という解釈のもと、自殺幇助が行われるようになっていったのです。

スイスでは、一九八二年に自殺幇助団体「エグジット」が、さらに一九九八年には外国人の自殺幇助までを手掛ける「ディグニタス」という団体が設立されました。他国の自殺幇助希望者まで受け入れている国は、世界でもスイスだけです。

スイスではこうした民間団体が独自にルールを定めて、治療の望みがなく、苦しみが耐えがたい患者に対して自殺幇助を行っています。自殺幇助団体エグジットの方針を見てみましょう。

エグジットは自殺介助を「自由な死へのつきそい」と表現し、このつきそいの前提として次のような項目をあげている。エグジットの会員である、判断能力がある、死への希望がよく熟慮されたうえで自発的になされ持続性がある、病気の治癒の望みがなく、耐えがたい苦しみあるいは我慢のならない障害がある、行動支配力がある（自分で致死薬を服用できる、あるいは致死薬の入った点滴のコックを自力で開けることができるなど）。介助自殺の希望者がこれらの要件に合致しているかどうかは、患者の個別のケースごとに吟味して決定することになっている。（松田純『安楽死・尊厳死の現在』中公新書）

ただし、スイスでは医師が自殺幇助に直接関わることはできません。医師が自ら致死薬を与える行為は、違法となっているからです。先に引用した『安楽死・尊厳死の現在』によると、〈医師が致死薬の入った注射器の針を患者に刺し、そのまま押し子（プランジャ）を押して致死薬を患者の体内に注入する行為。これをスイスで行えば、殺人になる。点滴の針を患者に刺したところで止めて（中略）患者が自らの手でストッパーを開ければ、自殺となり、医師の行為は合法的な自殺介助となり、罪に問われない〉（前掲書）となっています。

**「ポストマ事件」**

スイスではあくまでも「幇助」というスタンスであるのに対し、明確に「安楽死」として法制化したのがオランダです。オランダ大使館のホームページにも「安楽死」という項目があり、〈耐え難い心身の苦痛に苛まれ、治癒の見込みがないとされている患者は医師に対して人生の終焉を要求することができます。オランダの法律下では特定の条件を満たした場合においてこれを許諾することができます〉と明記されています。

オランダで安楽死をめぐる議論が活発化したのは、一九七一年に起こったある事件がきっかけでした。ヘルトルイダ・ポストマという医師が、脳溢血により半身麻痺状態にあった自身の母親を安楽死させた「ポストマ事件」です。

ポストマ医師の母親は、脳溢血で倒れた後、部分麻痺や失禁症、聴覚障害、言語障害などで苦しんでいました。やがて彼女は、自分の娘に安楽死を請うようになります。最初は断っていたポストマ医師も、何度も自殺未遂を繰り返す母親の姿を見て、彼女を安楽死させることを決意しました。ポストマ医師がモルヒネを注射した数分後に、母親は亡くなっています。

その後、ポストマ医師は嘱託殺人の罪で起訴されました。二年に及ぶ裁判の末、地方裁判所は「患者の苦痛を取り除くための鎮痛剤投与は認められる」という判断を示しました。ポストマ医師には、禁錮一週間（執行猶予一年）という形式刑が下されています。

この判決を契機に、オランダの王立医師会も「治療の望みがない」「自発的な要請」であることを条件に鎮痛剤投与を容認し、治療の停止や苦痛の緩和、さらに安楽死が行われるようになりました。二〇〇一年に可決された「要請に基づく生命の終焉並びに自殺幇助法」は、オランダの現実を法が後追いしたと言えます。

### 自殺幇助に必要な「注意深さの要件」

前出の「要請に基づく生命の終焉並びに自殺幇助法」では、以下の六つの「注意深さの要件」を遵守していれば、患者の生命を終結させた医師の刑事責任を免除するとしています。

ａ　医師が、患者の要請が自発的かつ十分に考慮されたものであると確信していること。

ｂ　医師が、患者の苦痛・苦悩が持続的であり、耐えがたく解放される見込みのないものであると確信していること。

ｃ　医師が患者に対して、その置かれている状況並びに今後の見込みについてわかりやすく情報提供していること。

ｄ　医師および患者が、患者の置かれている状況に対する合理的な解決法がないことを確信していること。

ｅ　医師が、患者を診断し、上記のａからｄの条項に規定された「注意深さの要件」について、少なくとももう一人の医師と相談し、文書による意見を述べていること。

ｆ　「注意深さの要件」に基づき、その患者の生命を終結、あるいは自殺を幇助すること。

この法律が施行されたのは二〇〇二年四月ですが、同年九月にはベルギー、さらに二〇〇九年にはルクセンブルクでも安楽死が合法化されました。ヨーロッパ以外で国家として安楽死を合法化しているのは、コロンビアとカナダです。コロンビアでは、がんや腎不全などに苦しむ末期患者が死を希望し、かつ明確な家族の承認が得られた場合には、自殺幇助が合法となっています。

## 日本の司法は安楽死をどうとらえているか

日本ではもちろん安楽死は認められていません。自分自身で「積極的安楽死」を行うのは自殺ですので犯罪にはなりませんが、第三者が積極的安楽死を行った場合は、未遂であっても殺人罪の対象となります。日本で最も有名な安楽死裁判と言えば、一九六二年に判決が下された「名古屋安楽死事件」裁判と、一九九五年判決の「東海大学安楽死事件」裁判の二つです。次は、この安楽死裁判二例について説明していきましょう。

「名古屋安楽死事件」とは、重病の父親が苦しむ姿を見かねた子どもが、牛乳に毒薬を混入して安楽死させたという事件です。一九六一年に起こったこの事件に対し、名古屋高裁は以下の理由を満たせば違法性がないという判断を示しました。この判決は、のちの裁判に大きな影響を与えています。

a　回復の見込みがない病気の終末期で、死期が迫っている。
b　患者の心身に著しい苦痛・耐えがたい苦痛がある。
c　患者の心身の苦痛からの解放が目的である。
d　患者の意識が明瞭・意思表示能力があり、自発的意思で安楽死を要求している。
e　原則として医師が行う。
f　倫理的にも妥当な方法である。

この事件では、父親が日頃から「早く楽にしてくれ」「殺してくれ」と叫んでいたという証言が存在しました。ただ、aからdまでの理由は満たしつつも、eとfが適合しなかったので、嘱託殺人罪が成立するという判決でした。

もう一つの「東海大学安楽死事件」は、東海大学医学部付属病院に入院していた多発性骨髄腫の患者に、医師（大学助手）が塩化カリウムを投与して死に至らしめた事件です。一九九一年、昏睡状態が続く末期がん患者の担当をしていた医師は、患者の妻と長男から治療の中止を強く希望されました。そこでカテーテルを中止したのですが、さらに長男から「早く楽にしてやってほしい」と要望され、塩化カリウムを注射し、患者を死亡させたのです。日本国内で医師による安楽死の是非が裁判で問われたのは、この事件のみとなっています。

ただしこの事例では、家族のみに病名が知らされていて、患者には告知されていませんでした。つまり患者自身の意思表示がなく、そのため医師は嘱託殺人罪ではなく殺人罪として起訴されたのです。

この事件の判決では、医師による積極的安楽死が許容される、以下の四つの要件が示されました。

a　患者が耐えがたい肉体的苦痛に苦しんでいる。

b　患者の死は避けられず、死期が迫っている。

c　患者の肉体的苦痛を除去・緩和するために可能なあらゆる方法で取り組み、その他の代替手段がない。

d　生命の短縮を承諾する、患者の自発的意思表示がある。

名古屋安楽死事件の判決で示された六要件のうち、「患者の心身の苦痛からの解放が目的」「倫理的な方法」の二つがなくなっています。これは末期医療で医師が安楽死を執り行う場合、苦痛除去以外の目的は考えられず、必然的に倫理的な方法になることが自明であるという判断でした。

この事件では患者は昏睡状態で苦痛を感じず、意思表示もできないので、aとdには適合していません。ただし家族からの強い要望があったことから、情状酌量により懲役二年、執行猶予二年と刑の軽減がなされました。

日本においては、この二つの判例が安楽死の判定基準になっています。ただし、繰り返しになりますが、安楽死も尊厳死も合法化されているわけではありません。しかし、三〇年を経て安楽死に必要な要件が軽減されていることから見ても、社会全体が安楽死を容認する方向に傾きつつあるように感じられます。

## 「死」は自分で決められる？

安楽死や尊厳死を認めている国や、日本の司法判断に共通するのは、「本人の意思が提示されている」ことを容認の条件としている点です。死を選ぶには相応の理由があり、本人に十分な判断能力があって死を希望するのであれば、「死ぬ権利」を奪うべきではないという考え方は、今や多くの人が消極的であれ賛同しているのかもしれません。これはつまり、「人間には死の自己決定権がある」という考え方です。

しかし、私は以下の理由から、「死の自己決定権」という考え方には同意できません。この点については『脳死臓器移植は正しいか』（角川ソフィア文庫）で詳細に論じていますので、ここでは要点だけ説明します。

理由1　自分の身体や自分の命は、自分の所有物ではない

誰かが何かを「所有する」というのは、「特定の人以外は、誰も恣意的に使用したり処

分したりすることができない」ことを意味します。自分の身体や命は、他人が勝手に処分することができません。したがって、本人以外の誰かの所有物でないことは自明です。

それでは自分の所有物かと言えば、そういうわけでもありません。身体や命は労働の成果として、あるいは労働の対価として、または自由な取引によって得たものでもなければ、相続や贈与や何らかの社会的な行為によって得たものでもない。そのようなものを自己の所有物と言うことはできず、我々は「自己の身体の管理権」を持っているだけなのです。だから、「自分の所有物でないもの（自分の身体・命）を、自己決定で処分（死）しようとする」考えは間違っていると思います。

理由2　生と死を特定の時点で分けることはできない

かつては心肺停止をもって判断されていた「死」という線引きが、「脳死」という概念が登場したことで揺らいでいます。これは裏返して考えると、「人間の死を生物学的に判断する唯一の基準は存在しない」ということです。死とは「完全な生から完全な死に移行する自然現象」であり、このプロセスの途中のある時点を「自己決定」により死と決定することには、原理的な危うさを感じさせます。

理由3　死は生物学的なものであるだけでなく、社会的なものでもある
「人の死」は自然現象であると同時に、社会的な出来事でもあるので、「死の基準」は統一されるべきだと思います。死んだ人は社会的なネットワークから除外されるので、死の基準や死の瞬間を個人が恣意的に決定するとややこしいことになってしまうからです。公的な死亡基準はなるべく一般の人たちのナイーブな感覚と矛盾しない方がいいでしょう。まだ生きているうちに自己決定で「死の瞬間」を決めるのは、この観点から見て大いに問題があると思います。

以上の三つの理由から、私は「人間には死の自己決定権がない」と考えます。この考えを敷衍すると、人から人への「臓器移植」も否定しなければなりません。「理由1」で説明したように、自分の身体や命は誰かに売買したり譲渡したりすることができるといった性格のものではないからです。

## 安楽死・尊厳死を認めるべきなのか

二〇二〇年七月、れいわ新選組からの立候補を予定していた大西つねき氏が、自身のYouTubeチャンネルで「どこまで高齢者を長生きさせるかっていうのを、真剣に考える必要がある」という自説を唱えたことから、党を除籍されました。大西氏の発言の要旨は、以下の通りです。

どこまで高齢者をちょっとでも長生きさせるかってことに子どもたち、若者たちの時間を使うってことは真剣に議論する必要があると思います。こういう話は多分、政治家怖くて出来ないと思うんですよ。「命の選別をするのか」と言われるでしょう。命選別しないとダメだと思いますよ。はっきり言いますけど。その選択が「政治」なんですよ。選択しないで、みんなにいいことを言っていても、現実問題として多分無理なんですよ。そういったことも含めて、順番として、選択するんであれば、高齢の方から逝ってもらうしかないです。（「『正しさ依存症』とそれを生み出す教育について」二〇二〇年七月三日）

れいわ新選組にはＡＬＳ患者や重度障害者の議員がおり、彼らの議員活動そのものが障害者運動になっているともいえますが、その党の公認候補が「命の選別」を主張している。この現実は、重く受け止める必要があります。終末期医療と金銭的・時間的な負担が結びつけられる背景には、人の命までコストや生産性といった経済活動の視点で評価するような思想が浸透している証です。

しかし、そうした新自由主義的な経済合理性で命の線引きをするようなことを許してしまえば、間違いなく「選択的な命の切り捨て」につながっていきます。これまでの「優生学がもたらした負の歴史」を振り返れば、それは明らかです。

程度の差こそあれ、多くの人が尊厳死を容認し、安楽死も認めつつある中で、私の考えは今や少数派なのかもしれません。それでも私は、「自らの死を自分自身で決める権利はないし、決められるようにすべきでもない」と考えます。だから私は、安楽死も尊厳死も一切認めない立場なのです。

## 「生きる権利」がないがしろにされる社会

実際に安楽死や尊厳死が法制化され、日常的に行われるようになった場合、難病や障害を抱えた特別な配慮を必要とする立場の人たちが家族や社会の負担とされ、安楽死を自ら選択させられるという可能性が大いにあります。

同調圧力が強い日本では、たとえ本人が死ぬのを嫌がっていても、「周囲の圧力によって無理やり同意させられる」可能性が高いですし、「自ら死を選択した人を、立派だと褒め称える」ような世論が醸成されていくかもしれません。

今後、日本は驚くほどの速さで、高齢化社会を迎えます。今は若く健康で、バリバリ働いている人でも、いずれ病気になったり、年老いたり、あるいは失業して無職になるなど弱い立場に置かれるかもしれないということを、もっと自覚するべきです。そうしたまっとうな想像力をもたなくては、財政難や労働力不足といった民衆の不安に訴えかけるような「ポピュリズム医療政策」へと簡単に流されてしまうでしょう。そうなると、社会的な弱者は自己責任の名の下に、ますます医療から遠ざかってしまいます。

「死ぬ権利」ばかりに注目が集まり、「生きる権利」がないがしろにされる社会ほど、生きづらいものはありません。自己決定などしなくとも、すべての人はいずれ死んでいきます。

すでに述べたように、ＡＩが大部分の労働を代替するような時代になれば、ほとんどの労働者は資本主義的な観点から見て「役立たずの人間」になるでしょう。繰り返しになりますが、人は「何かの役に立つ」ためや、「何らかの目的を達成する」ために生きているわけではないのです。

# 第六章　能力や性格は遺伝で決まるのか

## 知能はどれほど遺伝するのか

ここまで見てきたように、人類の歴史上、国家や社会、そして個人は常に優生学の誘惑にさらされてきました。T4作戦や無癩県運動は、現象としては極端な例かもしれませんが、歴史を俯瞰すると思想的にはむしろ凡庸でありふれたものだということがわかります。

優生学の根幹にあるのは、「人間は人為的に改良できる」という思考です。消極的優生学は「能力の劣った者の遺伝を断つことで、優れた人間の比率を上げていこう」という発想ですし、もう一方の積極的優生学は「優れた能力の人間同士を交配させる、もしくは胎児や精子、卵子の段階で優れた形質となるように改変したい」という欲求に行き着きます。

現代的な消極的優生学を示す現象として、わかりやすい例を挙げるとすれば、年金・医療・介護といった社会保障の切り捨てや、相模原市の事件のような極端な思想を持つ者による障害者の抹殺になるでしょう。こうした現象の背後にあるのは、少子高齢化や財政基盤の脆弱化、そして長く続く経済の低迷です。

二〇一九年の日本の「一人あたりGDP」は世界第二五位と、二〇〇〇年の世界第二位から大きく順位を落としました。およそ二〇年にわたって経済の低成長が続き、企業の倒産や失業が常態化するなか、政府は「自助」を声高に喧伝し、社会保障を切り捨てようとしています。優生学的に優れた者のみを残し、劣った者は排除しようとする消極的優生学の理論をもとに、弱い立場の人を責め立てる声が、今後ますます大きくなってくるのは避けようがありません。

また、それとは逆に「早期教育」や「幼児教育」の終着点として、「遺伝的に優れた子どもだけを産みたい」と考える人の数も増えてきました。こうした思想は、言うまでもなく積極的優生学です。

現代の優生学を考える上で、「遺伝」の問題は避けて通れません。一般に知能や能力、それに統合失調症やうつ病といった精神疾患は遺伝する可能性があると言われています。それゆえ、「優秀な遺伝子の持ち主と結婚し、遺伝的に優れた子どもを残したい」と考える人が、現代では増えてきました。

積極的優生学は、優秀な遺伝子の選別・保護を目的としています。そうした思想に囚われた人たちは、自分と同等かそれ以上の階層の人とだけ関係を持ちたいと考えるようになるでしょう。そうなると、今後ますます社会の分極化が進んでいきます。

現在、出生前診断で遺伝子異常を発見できるようになったこともあり、「胎児が障害をもって産まれてくる可能性があるなら、中絶を選択する」という人が増えてきました。妊婦の血液を採取し、わずかに含まれる胎児由来のDNAから染色体を調べることで「障害の有無」がわかるようになったわけですが、こうした遺伝子の扱いを巡る倫理的な議論は、依然として深まっているとは言えません。この章では、出生前診断や行動遺伝学、ゲノム編集など、遺伝学と現代優生学との関係について検討していきます。

## ヒトゲノム計画

近年、次世代DNAシークエンサー技術の発達やコンピュータの高性能化により、膨大なゲノムデータがより安価で簡単に取得できるようになりました。シークエンサーとは「配列解読装置」のことで、DNAの塩基配列を自動的に読み取り、解析する装置をDNAシークエンサーと言います。

かつては「サンガーシークエンス」という方法で、DNAの断片を一本一本調べていましたが、次世代シークエンサーの登場により、数億から数十億本のDNA断片を一度に調べることが可能となったのです。これにより、以前は一〇年以上かかっていたヒト一人分のDNA配列の分析が、今はおよそ一〇日間で終わるようになりました。

念のため確認しておきますと、ゲノムとは生物のDNA上にある遺伝情報の総体のことです（一部のウイルスなどでは、ゲノムはリボ核酸〈RNA〉上に記されています）。DNAはA（アデニン）、G（グアニン）、T（チミン）、C（シトシン）の四種類の「塩基」から成り立っていて、この塩基の配列によってすべての遺伝情報が決定されます。

ヒトのゲノムの全塩基配列を解析するプロジェクト「ヒトゲノム計画」が完了したのは、今から二〇年近く前の二〇〇三年でした。ヒトゲノムの解明は、病気の予防や診断、治療に結びつく重要な研究です。現在、こうしたゲノム解析技術は、医学や生物工学など幅広い分野で応用されています。

## 人間の編集は可能なのか

ヒトゲノムは約三〇億個の塩基対で形成されています。一九九〇年から始まり二〇〇三年に完了した全ゲノム解読作業により、約三〇億の塩基対のうち遺伝子として働いている部分は、二万～三万個にすぎないことがわかりました。ちなみに遺伝子とは、「遺伝形質を規定するゲノム中の因子」のことで、狭義にはタンパク質のつくり方の情報をもつDNAの特定領域を指しています。

ヒトが持つDNAはほぼ共通しており、違いはわずか〇・一パーセント程度でしかありません。しかし、その〇・一パーセントの微小な違いが、人種や個人間の顔や体型、体質、性格の違いなど、ヒトの遺伝的多様性を生み出しているのです。

〇・一パーセントという微差は、ほぼ個体差で占められるので、ごくわずかに人種間の差があったとしても、その差異は個体差のなかに埋没してしまいます。つまり、ナチスが目指した「純粋なアーリア人種」や、巷間耳にする「大和民族のDNA」などという言葉は、遺伝子のレベルではほぼ意味のない概念なのです。

では、こうしたゲノム解析技術の発達により、積極的優生学はいよいよ「絶滅」したのでしょうか。結論から言えば、実態はまるで逆の方向に進んでいます。先述のように、貧富の差が拡大し、社会の階層化が急進するなか、「我が子を優れた遺伝子の配偶者と結ばせたい」「できることなら胎児の段階から優れた資質を持つように遺伝子を改変したい」

という欲求が、子を持つ親たちの間でどんどん高まり出したのです。

## 新型出生前診断（NIPT）の登場

人種差別政策や断種、社会的隔離など、旧来の優生学を象徴するような政策や差別行為は、現代ではさすがにほぼ世界的なタブーとなりました。主流科学の側からも、それらを肯定するような主張はなされていません。

しかし、現代の優生学の「意図せざる後ろ盾」となってしまいそうなのが、分子生物学（遺伝子生物学）です。分子生物学の発展は、出生前の胎児の「資質」を、ある程度まで明らかにしました。さらに、ダウン症候群の有無を、母体の血液に含まれる胎児のＤＮＡ断片で判定する「新型出生前診断」（ＮＩＰＴ：正式には「無侵襲的出生前遺伝学的検査」）も普及し始めています。

このＮＩＰＴで調べられるのは、「一三トリソミー（パトウ症候群）」「一八トリソミー（エドワーズ症候群）」「二一トリソミー（ダウン症候群）」という三つの染色体異常です。通常、染色体は二本で一対となりますが、トリソミーの場合は染色体が全部で三本存在します。

つまりダウン症は、二一番染色体が重複し、一本多く存在することで起こるというわけです。

妊婦の年齢が上がるとダウン症候群の発生率が上がるのは統計学的な事実ですが、国立成育医療研究センターが二〇一〇～一六年に行った調査では、妊婦の高年齢化が進んでいるにもかかわらず、ダウン症候群の出生数はほぼ横ばい状態でした。

「NIPTコンソーシアム（NIPTを実施するための遺伝学的出生前診断に精通した専門家たちによる自主的組織）」の調査によると、日本でNIPTが二〇一三年四月に始まって以来、七年間で八万六〇〇〇人以上の妊婦の方が受診しました。検査後に羊水検査などで陽性と診断された約一五〇〇人の妊婦のうち、およそ八割が中絶を選択しています。

もちろん、経済的・社会的な理由から、中絶することを余儀なくされているという方も多いでしょう。実際、日本の障害者福祉の公的支出（対GDP比）は、年々増え続けているとはいえ、OECD諸国と比べて低い傾向にあります。

現在、NIPTは検査の前後に十分なカウンセリングなどが実施されることを前提に、大学病院など一〇九カ所の施設に限って認められています。ただ、日本医学会の認可を受けずに検査をしている無認可施設が、全国に少なくとも五四カ所あると、厚生労働省が二〇二〇年七月に発表しました。これら無認可施設では、認可施設では認められていない染色体異常や性別判定などが実施されていたこともわかっています。こうした現状もあり、日本産科婦人科学会（日産婦）は、検査のできる認定施設を増やそうとしていますが、「障害児の選択的中絶を推進するのか、それとも抑制するのか、あるいは親の意向を最優先するのか」についての議論は、依然として深まっているとは言えません。

## 深い議論なく進む「命の選別」

ＮＩＰＴだけでなく、人工授精の技術的な進歩も、消極的優生学に拍車をかける可能性があります。とりあえず受精させてしまい、しばらく細胞分裂を待ってから一つの細胞を取り出し、遺伝子を調べるという方法を使えば、「遺伝性乳がん」や「リ・フラウメニ症候群（若い年齢で乳がん、骨肉腫、脳腫瘍、白血病などの様々な悪性腫瘍が多発する遺伝性疾患）」といった遺伝性の病気のある胚を選択的に除去できる時代が到来するかもしれないのです。

たとえば重度の神経変性疾患であるハンチントン病の遺伝子は四番染色体上にあり、優性遺伝することがわかっています。つまり、両親のどちらかが保因者であれば、その子どもは五〇パーセントの確率で発症するのです。

ハンチントン病は遺伝子検査で判定できるので、受精後に取り出した細胞を検査し、異常があれば中絶するということも技術的には可能となります。もちろん両親のどちらかにハンチントン病の遺伝子があれば、検査するまでもなく中絶という選択肢を選ぶ人もいるでしょう。これを繰り返していけば、地球上からハンチントン病は限りなく減っていくはずです。もちろん、突然変異によりハンチントン病の遺伝子が出現する可能性は残ります。

また、運動能力や認知機能が低下する、テイ＝サックス病という遺伝性疾患があります。テイ＝サックス病は、劣性遺伝する遺伝性疾患です。両親が保因者同士の場合、子どもは二五パーセントの確率で発症し、現代の医学では治療する方法がありません。この病気をもつ新生児は、六カ月くらいまでは正常に発育するのですが、神経線維が脂様物質によって成長・拡大するにつれ、精神・身体能力の著しい低下が起こります。

近年の研究により、テイ＝サックス病の原因遺伝子は一五番染色体上にあることがわかりました。原因となる遺伝子が解明できたのならば、人工授精で受精卵をつくって、細胞分裂した段階で病気の有無を確認し、問題がないとわかった時点で子宮に戻せば、発症する可能性はなくなります。

問題は、ここで述べたような選択的な中絶が生命倫理として許されるのかということです。消極的優生学の見地から考えて、断種政策と選ぶところはありません。ここで行われているのは、明らかに「命の選別」です。

隔離や外科手術による不妊化と比べれば、はるかに洗練された手法と言えます。それゆえに、社会的な抵抗感も少ないのは確かです。また、旧来の不妊手術などとは異なり、ターゲットにされる受精卵や胎児は意思を表明することができません。一般的な人権の考え方が、受精卵や胎児にどこまで適用されるのかも微妙なところです。いずれにせよ、深い議論を経ないまま、どんどん現実が進んでいるように思えます。

## 遺伝子の発現メカニズム

先述したように、人間の知能や能力、それに精神疾患は遺伝する可能性があると言われています。ただし、人間の資質や行動を規定する遺伝子の発現メカニズムは、様々な遺伝子同士の複雑な相互作用によって決定されますので、その仕組みは今のところまだよくわかっていません。さらに「エピジェネティクス」といって、遺伝子が後天的に周辺環境の影響を受けることも、現在では明らかになりました。エピジェネティクスとは、塩基配列の変化を伴わずに、遺伝子の発現を制御するシステムのことです。

通常、遺伝形質の発現は、DNAに記録された遺伝情報により成り立っています。発現とは遺伝子の情報を元にタンパク質をつくることですが、エピジェネティクスは「遺伝情報が細胞分裂を通して娘細胞に受け継がれる」という遺伝的な特徴をもちながらも、DNAの塩基配列の変化（突然変異）とは独立の、後天的な遺伝子制御機構なのです。このエピジェネティクスによる変化が世代間で引き継がれ、固定化されることが、DNAの突然変異によらない進化の原因の一つではないかと考えられています。

## 行動遺伝学

もし能力や性格、形質のほとんどが遺伝情報によって決定されるとするならば、一卵性双生児の遺伝子は完全に一致しているので、極端に違う育て方をされない限りはほぼ同じ能力を示すはずです。実際、「行動遺伝学」という分野では双生児を用いた研究が進められてきました。

たとえば心理学者の安藤寿康《じゅこう》の研究グループでは、一万組以上の双生児ペアを調査し、遺伝子が一〇〇パーセント一致する一卵性双生児と、普通の兄弟姉妹と同様に五〇パーセント程度一致する二卵性双生児とで、相似の傾向に違いが出るのかどうかを調べています。

その研究でわかったのは、指紋や体重といった表現型に関するものでは一卵性双生児に非常に強い相似性が現れたものの、IQについては「やや強い相似性」が見られる程度ということでした。IQの個人差は、「五〇パーセント程度は遺伝によるが、残りは生育環境によって決まる」というのが安藤の結論です。

この研究は、あくまでも「異なる集団を統計的に比較したときに、有意な傾向が現れる」という話であって、個人レベルでの「遺伝子と資質の相関」はいまだよくわかっていません。結局のところ膨大な遺伝情報のうち、どの情報がどのような行動を規定するのかは、まったく解明されていないというのが実状です。

単純な機構の生物であれば、外界からの刺激をレセプター（受容体）が受け取ることで、特定の行動を起こすということは多々あります。ただ人間の場合、脳の構造が複雑怪奇といってもいいほど精妙につくられているので、ある刺激に対して単一の反応をするということはありません。同様に、ある特定の遺伝子の因子ひとつで、人間の行動が規定されるということもないのです。

## 脳の基本構造

ここで、ヒトの脳の基本構造について説明しておきましょう。ヒトの大脳の神経細胞は、受精後一七週で約一五〇億個に達しますが、生まれてから死ぬまでの間に神経細胞がそれ以上増えることはありません。

ただし、脳はその後も変化し続けます。脳内ではニューロンと呼ばれる神経細胞が巨大なネットワークを構築していますが、新生児のときには、このネットワークがまだそれほど接続されていません。生後、情報の伝達を行う部位であるシナプスが急激に増えることで、うまくつながっていくようになるのです。

ヒトは〇～三歳くらいまでの間に、脳の神経細胞のネットワークを広げていきます。しかし、この神経細胞のネットワークはたくさんある方がいいというわけではありません。たとえば神経細胞のネットワークがつながりすぎていると、ある行動をしようとしても、余計な神経細胞に信号が伝わってしまい、目的以外の動きをしてしまうことがあるのです。

脳の働きをよりスムーズに行うためには、一度つなげた神経細胞のネットワークの中で必要な部分のつながりを強め、不要な部分は除去する必要があり、この作業を「シナプスの刈りこみ」と言います。自閉スペクトラム症や注意欠陥多動性障害（ADHD）などの発達障害は、このシナプスの刈りこみ過程に原因があるのではないかと考えられています。

## 遺伝子で人間の資質は決まらない

こうしたシナプスを介しての神経細胞のつながり方で、その人ごとの運動や思考の特徴が現れます。私たちがものを覚えたり、また練習によって運動が上達したりする場合、それぞれの環境や経験によってシナプスのつながり方が変化し、能力の個人差が生まれるわけです。

逆に、幼少期に適切な刺激を受けないでいると、神経細胞は死滅してしまいます。たとえば、もし仮に生まれてすぐの子どもを数年間にわたって目隠しをしたまま育てると、どうなるでしょうか。生まれたばかりの子どもを目の見えない真っ暗な状態で育てると、光刺激がないので脳内の視覚野の神経細胞が徐々に死滅し、本来的には視覚障害のない乳幼児であっても失明してしまうのです。

脳は状況に応じて神経回路を柔軟につくり変えますが、このような性質を「脳の可塑性」といいます。脳はこの可塑性があるため、見た目はほとんど変わらなくても、機能面において個々人で大きな違いが生まれてくるのです。遺伝子で人間の資質が決まるというのは飛躍のしすぎで、おそらくは生まれてからの環境因子のほうが、影響としてははるかに大きいと言えます。

## 人類の知性は向上している？

人間の資質や能力に対し、環境などの後天的な要因は、どれほど影響するのか。その大きさを示す例としてよく取り上げられるのが「フリン効果」です。フリン効果とは「人類の知能指数（ＩＱ）が年々、上昇し続けている」ことを示す現象で、一九八四年にそのことを示す論文を発表したニュージーランド・オタゴ大学のジェームズ・フリン教授にちなんで名付けられました。フリン教授によると、「一九三二年から七八年にかけてアメリカ人のIQテストのスコアを収集したところ、一〇年ごとにスコアの絶対値が約三ポイントずつ伸びていた」と言います。

この結果について多くの研究者は、「現代では、知性とテクノロジーのスパイラルが起こっているからだ」と推察しました。確かに、現代人の生活は抽象的な思考をますます必要とするように変化し続けています。環境に適応するために知性が高まり、高まった知性はより高度な技術を生み出すので、さらに適応するために知性が高まる……といった理屈です。

このフリン効果については、カリフォルニア大学で教育心理学の教授を務めていたアーサー・ジェンセンのように「フリン効果が起きたのは知能が上昇したからではなく、IQテストに慣れてきたからだ」といった反論もあります。ただ、他のテストについてはIQテストのような上昇が見られないので、情報処理の能力に何らかの向上が起きたことは事実と言えそうです。一方、ノルウェーのラグナー・フリッシュセンターの研究プロジェクトが二〇一八年に発表した論文のように、「フリン効果は一九七〇年代にピークへと達し、それ以後IQは明らかに低下している」とする研究もあります。

ここで重要なのは、「他のテストと比べて、IQテストのスコアが上昇している（あるいは下降している）」という現実に、遺伝子の寄与を見いだすことができない点です。また、ロンドン大学キングス・カレッジのチームが、二〇一五年に興味深い研究結果を発表しました。「世界人口の〇・〇三パーセントしかいないとされるIQ一七〇以上の人たちの遺伝子を調べても、普通の人と異なる遺伝情報は見いだせなかった」というものです。

繰り返しますが、遺伝子と知能の関係性はあまりにも複雑で、ほとんどのことは何も解明されていません。「遺伝要因の影響はあるものの、環境要因による影響の大きさのなかではほぼ埋没してしまう差異にすぎない」というのが現在では主流の見方となっています。大規模な統計調査を行っても、あまりにも特異点やばらつきが多く、何らかの法則を見いだせるようなデータは収集されていません。こうした研究結果を見ると、形質や病気の発現はともかく、「たった一つの遺伝子が特定の行動や知能を制御することはない」ということだけは断言できます。

## ゲノム編集とは何か

人類は様々な生物のゲノムを解析し、遺伝子組み換えや遺伝子治療をはじめとする遺伝子操作技術を開発してきました。遺伝子操作技術によってつくられた一部の作物は市場に流通し、我々の生活の中にもすでに入り込んでいます。

近年、注目を集めている「ゲノム編集」は、従来の遺伝子操作よりも格段に高い精度で、ゲノム上の任意の遺伝情報を改変することのできる技術のことです。これまでの遺伝子工学や遺伝子治療と比べて非常に応用範囲が広く、まるでワードプロセッサで文章を切ったり貼ったりするかのように、狙った部分の遺伝情報を改変することができます。

従来の遺伝子操作でも、遺伝情報を破壊したり、あるいは別の遺伝情報で置き換えたりすることは可能でした。しかし、これまでは遺伝子をランダムに挿入していたので、狙ったとおりの効果を得ることが難しかったのです。

それに対して、ゲノム編集は遺伝子の置き換えや破壊といった改変を、より確実に行うことができます。特に二〇一三年に実用化された「クリスパー/キャス9（CRISPR/Cas9）」は、非常に画期的なシステムで、この技術により「生物ゲノムの中の狙った遺伝子を、別

### ゲノム編集の仕組み

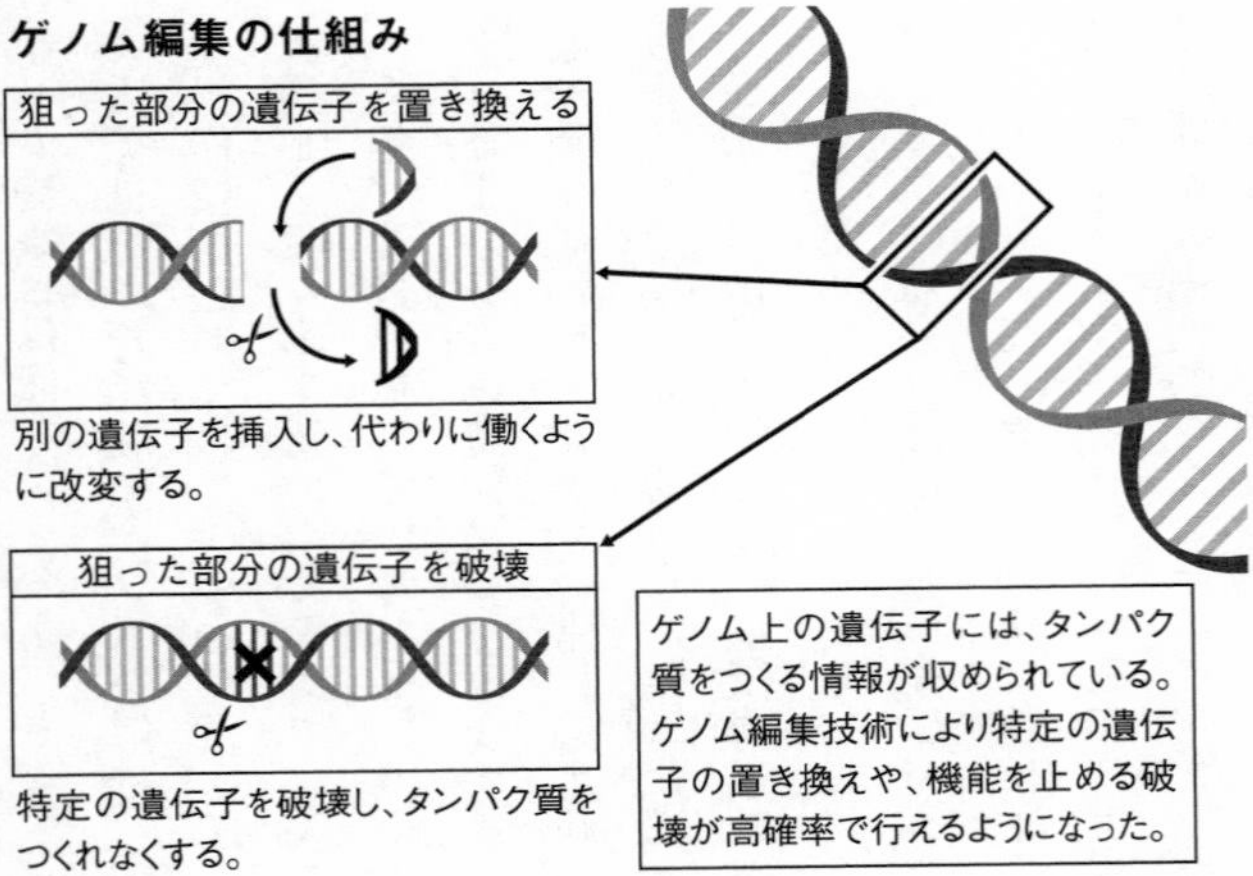

別の遺伝子を挿入し、代わりに働くように改変する。

特定の遺伝子を破壊し、タンパク質をつくれなくする。

の遺伝子に置き換える」ことが、より簡単にできるようになりました。

二〇二〇年のノーベル化学賞には、このゲノム編集の新たな手法を開発した、ドイツのマックス・プランク感染生物学研究所の所長と、アメリカのカリフォルニア大学バークレー校教授の二人が選ばれています（共に女性です）。

## ゲノム編集の問題点

クリスパー／キャス9は、大腸菌などの細菌が持っている免疫システムを利用した遺伝子改変技術です。「クリスパー（Clustered Regularly Interspaced Short Palindromic Repeats）」とは、細菌のDNAに見られる反復配列の一種で、「キ

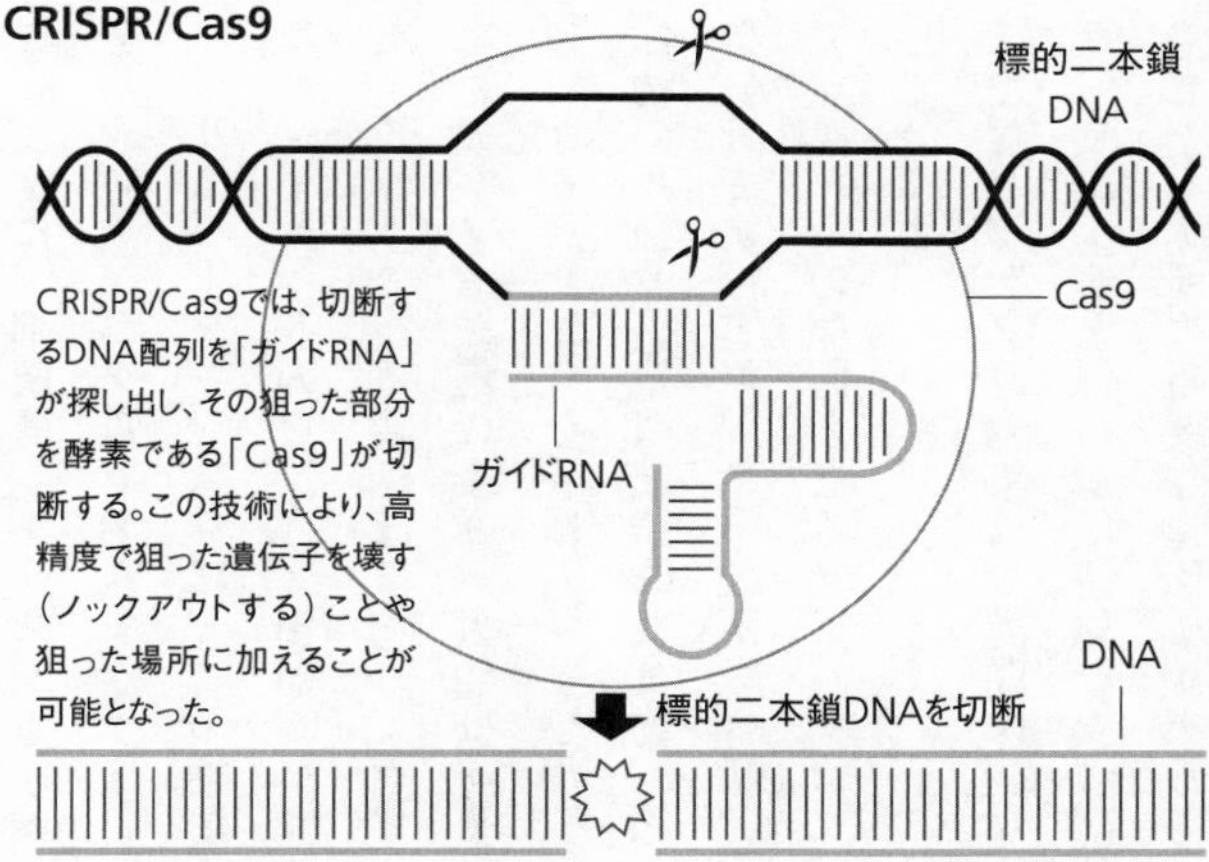

CRISPR/Cas9では、切断するDNA配列を「ガイドRNA」が探し出し、その狙った部分を酵素である「Cas9」が切断する。この技術により、高精度で狙った遺伝子を壊す（ノックアウトする）ことや狙った場所に加えることが可能となった。

ャス」は「CRISPR-associated」、つまりクリスパーの近傍に位置する遺伝子群を表します（キャス9は、キャス遺伝子の一つが対応するタンパク質を指す）。

　このクリスパー／キャス9のシステムについて、簡単に説明しておきましょう。細菌（および古細菌）はウイルスから攻撃を受けると、そのウイルスのDNAをキャスタンパク質が切断します。そして侵入してきたウイルスのデータを「クリスパー」領域に取り込み、「外敵リスト」として保存するのです。

「外敵リスト」はガイドRNAに転写され、次に同じウイルスが侵入してきたとき、このガイドRNAがウイルスのDNAを見つけ出します。

このように、細菌は「クリスパー領域に取り込んだ外敵リストにより、ウイルスのDNAをキャスタンパク質で切断する」という免疫システムを備えているのです。

クリスパー／キャス9は、この細菌がウイルスと戦う仕組みを遺伝子改変に応用しました。ターゲットのDNAと相補的なガイドRNAを設計して、キャスタンパク質と結合させ、ターゲットの場所まで導いてゲノム編集を行うのです。

このゲノム編集により、人類は「長いDNAの中の好きな部分を、自由に切り取ることのできるハサミ」を手に入れました。目下のところ、ゲノム編集で期待されているのは、作物の品種改良や遺伝子改変食物、それと新薬の開発など、結果をすぐに出せるような産業分野です。実際、産業技術総合研究所の研究チームは、このゲノム編集を使って「卵白アレルギーの原因となるアレルゲンタンパク質をもたないニワトリ」をつくることに成功しています。

ただし、ゲノム編集にも課題は少なくありません。その一つとして、ごく稀に切断しようとした場所と似た遺伝情報をもつ部分のゲノムを切断してしまうことが挙げられます。もしその場所に重要な遺伝子があると、がんなど別の病気を発症してしまうかもしれません。

確かに、ハンチントン病などの「遺伝性の単一遺伝子疾患」は、精子や卵子、受精卵といった生殖細胞のゲノム編集を行うことで、理論的には予防することが可能です。ただ、「それにより、どのような副作用が起こるのか」はわかりませんし、わかったときにはすでに手遅れだったという危険性もあります。

さらに、「もし失敗したら、誰が責任を取るのか」といった問題も生じるでしょう。人間に対して安易に遺伝子の組み換えを行うことは、思いもしない弊害をもたらす可能性があります。

## エンハンスメントと優生学

ゲノム編集は、治療目的での活用に期待が集まる一方、「エンハンスメント」に応用される可能性も考えられます。エンハンスメントとは、従来であれば病気の治療のために用いられてきた医療技術を、健康な身体や精神の機能を向上させるために転用することです。

たとえばゲノム編集は、血圧を下げる効果があるとされるアミノ酸「ＧＡＢＡ」を通常の一五倍も多く含んだトマトの開発や、筋肉量が多く肉厚のマダイをつくる技術として、すでに利用されています。おそらく人間に対しても、「背を高くする」「筋肉量を増やす」といった欲望を喚起していくようになるでしょう。ただし、「背を高くする遺伝子」や「筋肉量を増やす遺伝子」が機能的に独立しているとは限らないので、任意の遺伝子に改変を加えることが個体全体にどのような影響を与えるのかはわかりません。

現在のところ、遺伝病を防ぐ研究を認めた日本政府も、エンハンスメントまでは認めない方針です。エンハンスメントを社会的に許容した場合、生まれた時点から能力に差が出てしまう可能性があるのですから、その判断は当然だと思います。

ゲノム編集でエンハンスメントを行うことができるようになれば、経済的に豊かな人たちだけが、その技術を自由に使い、子や孫など代々にわたって強靱な肉体を確保することができるようになるでしょう。そうなると、所得の少ない人たちの子孫は、生まれたときから経済的ばかりでなく能力的にも差をつけられることになります。優生学的な差別が生じることは否定できません。

また、ヒト胚へのゲノム編集は、いったん問題が生じた場合、その影響は生まれた本人だけに留まらず、将来世代にまで危険が及びます。ある特定の遺伝子を改変することで、一体どのような問題が発生するのか。それが解明できない以上、ゲノム編集により生殖細胞のDNAを書き換えるのは、現時点では越えてはならない一線だと考えます。

## ショートスリーパー遺伝子

ゲノム編集は、「背を高くする」「筋肉量を増やす」といった「肉体的なこと以外の能力強化」にも利用される可能性があります。たとえば、二〇一九年に「短い睡眠でも健康を害さず精力的に活動できる『ショートスリーパー』の人たち特有の遺伝子が見つかった」という興味深い研究結果が発表されました。その研究をしていたグループが、三世代にわたってショートスリーパーが生まれている家庭を調べたところ、ショートスリーパーとそうでない人を分かつのは、「『β-1アドレナリン受容体遺伝子（ADRB1）』の塩基に、突然変異が生じたかどうか」であることが解明されたのです。さらにこの突然変異は、およそ一〇万人に四人の割合で発生することがわかっています。

実は一〇年ほど前から、「DEC2」という遺伝子に突然変異のある人は四～六時間の睡眠で事足りてしまうことがわかっていました。ショートスリーパー遺伝子「ADRB1」が発見されたのは、「DEC2」の突然変異がないにもかかわらず、三世代そろってショートスリーパーの家族を特定したからでした。

ショートスリーパーになりたいかどうかはともかく、多くの人が望むような資質が、こうした遺伝子の差異によってもたらされるとわかった場合、そのような遺伝子をもつ人との結婚、あるいは人工授精が盛んになってしまうかもしれません。テクノロジーによって受精卵の段階から、ゲノムを編集しようとする人たちが現れる可能性も考えられます。

しかし、生物の形質は遺伝子の相互作用や細胞同士の干渉、あるいは後天的な環境要因など、様々な影響によって発現の仕方が変わってくるので、そうした行為がどのような結果になって現れるのかは誰にもわかりません。複雑な要素の多い遺伝情報を操作することで生じた「失敗」の責任を誰が取るのか。あるいは、何をもって「失敗」とするのか。そうした判断を下すことなど、誰にもできないはずです。

## 優生学の暴走に対する、社会の側のブレーキ機能

ゲノム編集は突き詰めて考えると、「人間の形質を人為的に改変していいのか」という倫理的な問題に突き当たります。たとえば「プチ整形」などと呼ばれる、部分的な美容整形でしたら、若い人たちにとっては、いまや髪型や化粧品を変えるのと同じくらいカジュアルになってきていますので、社会的には許容されるかもしれません。ただ、それでも多くの人に抵抗感や気まずさが残っているのも事実です。

もちろん整形医学には、痣や火傷の痕を消すことで、差別や侮蔑の視線を呼び込みやすい「社会的スティグマ」から解放されるといった良い面があることも否定しません。しかし、短期的な流行に合わせて顔面を着替えるような行為が「自由な個人の選択」として尊重されることを、果たして良い社会変化と呼べるかどうかは疑問です。

知力や体力など特定の能力を伸ばすために、特定の遺伝情報を編集するということは、現時点ではまったく不可能ですし、可能になるという見通しも立っていません。にもかかわらず、ゲノム解析やゲノム編集といった技術の進歩は、将来的に「無意識の優生学」に魅了される人びとを増やしていくでしょう。優生学が暴走した場合、社会の側のブレーキ機能が重要になってくるのですが、近年の安楽死・尊厳死を巡る論議を眺めると、社会のブレーキ力は少しずつ減衰しているように感じられます。

我々は自分の生命や身体を自由に編集し、消費し、時には無に帰してもいいのか。現代的な優生学のリバイバルとゲノム編集技術の発展は、私たちが正面から向き合ってこなかった倫理的・社会的な問題を、まざまざと浮かび上がらせたと言えます。

# 第七章　〝アフター・コロナ〟時代の優生学

## 浮き彫りになった「健康格差」

二〇一九年一二月に中国湖北省武漢市で確認された新型コロナウイルス感染症(COVID-19)は、瞬く間に世界的な大流行(パンデミック)となり、多くの死者を出し続けています。新型コロナウイルスは、すべての人に例外なく襲いかかる感染症ですが、その影響は一様ではありません。感染者・死者数の多いアメリカでは、高額な医療費を負担できない低所得者層の被害が特に甚大となっています。

また、スーパーの店員や清掃業者など、在宅勤務ができない仕事に就く人たちに死亡者や重症化した患者が多く、「健康格差」が広がっているとも報じられました。以前から存在した「経済的不平等」が、コロナ禍によりあらためて浮き彫りになったかたちです。

日本では当時首相であった安倍晋三氏が、全国の小中高校および特別支援学校に対し、二〇二〇年三月二日からの臨時休校を要請しました。まだ感染者がゼロもしくは一桁の県が多い中での全国一斉の休校要請に、各自治体の首長からは戸惑いや批判の声が上がりました。実際に休校するかどうかは各学校や地方自治体の判断とされましたが、子を持つ親たちから「仕事を休まざるを得ない」といった不安の声が上がっていたことは記憶に新しいと思います。

二〇二〇年四月七日には最初の緊急事態宣言が発令され、五月二五日に解除されるまでの約一カ月半にわたって、各種学校の休校や、不要不急の外出自粛を強いられました。その一方で、政府は事業規模一〇八兆円におよぶ「新型コロナウイルス感染症緊急経済対策」を実行すべく、一六兆八〇五七億円にのぼる二〇二〇年度補正予算案を閣議決定しています。

そのうちの約一兆六七九四億円が、旅行・飲食・イベントなどの需要喚起として「Ｇｏ Ｔｏキャンペーン」に充てられました。どうでもいいときには全国の学校に休校要請を出し、肝心なときには補助金で新型コロナウイルスを全国に撒き散らすような政策を行う。国家としての戦略や方針が、まったく見えない感染症対策でした。

## ウイルスとは何か

そもそもウイルスとは、何でしょうか。一般的には、他の生物の細胞を利用して自己複製を行う、極微小な物体のことです。微生物の一種とされる場合もありますが、生命の最小単位である細胞を持たないので、生物学上は生物の定義から外れます。基本的には中心部に自らの設計図であるゲノム（全遺伝子情報）があり、その周囲をタンパク質の殻（カプシド）に包まれたシンプルな構造をしています（タイプによっては、その外側にタンパク質・脂質からなるエンベロープが存在する）。

ウイルスには、タンパク質を合成する装置がありません。だから宿主（ウイルスの寄生対象となる生物）の細胞内に侵入し、宿主細胞が備えているタンパク質合成や遺伝子複製といった代謝経路を利用しながら増殖します。国際ウイルス分類委員会の分類では三万種くらいのウイルスが見いだされていますが、重い病気を引き起こすのはごく少数の限られたものだけです。

## 風邪の原因となるコロナウイルス

コロナウイルスという名前は、ウイルスの表面に王冠のようなスパイクがあることに由来しています。いわゆる風邪（普通の流行性感冒）を引き起こすウイルスの一種で、風邪の一〇～一五パーセント（流行期三五パーセント）は、このコロナウイルスが原因です。

コロナウイルスにはアルファ、ベータ、ガンマ、デルタの四つのグループ（属）が存在します。それらの祖先は約一万年前に誕生したと考えられていて、そこから少しずつ遺伝子が変化し、四つのグループに枝分かれしていきました。コロナウイルスのうち哺乳類に感染するのは、アルファコロナウイルス属とベータコロナウイルス属の二グループです。

ヒトに感染するコロナウイルスとしては、これまで一般的な風邪の原因となるウイルス四種類（HCoV-229E, HCoV-NL63, HCoV-OC43, HCoV-HKU1）と、大規模な肺炎の集団発生を引き起こして重症化する可能性のあるウイルス二種類（SARS-CoV, MERS-CoV）が知られていました。

今回の新型コロナウイルス感染症は、「新型」と付されていることからもわかるように、「七番目に見つかった、ヒトに感染する新しいコロナウイルス（SARS-CoV-2）」が原因なのです。ちなみに、病名である新型コロナウイルス感染症のことを「COVID-19」と言い、ウイルス自体は「SARS-CoV-2」と呼びます。

風邪のウイルスのうち、アルファコロナウイルス属に分けられるのが、「HCoV-229E」と「HCoV-NL63」の二種類です。「SARS-CoV」「MERS-CoV」「HCoV-OC43」「HCoV-

HKU1」、そして「SARS-CoV-2」の五種類は、ベータコロナウイルス属に分類されます。

## 重篤化するコロナウイルスの性質

ここで、「COVID-19」以前に流行し、はるかに死亡率の高かった二つの感染症について手短に触れておきましょう。二〇〇二年に中国広東省で発生し、翌年七月までに三二の国や地域へ拡大したのが、「SARS-CoV」によって引き起こされた「SARS（重症急性呼吸器症候群）」です。SARSは、二〇〇三年三月一二日にWHOからグローバルアラート（注意喚起）が発せられ、同年七月五日に終息宣言が出されるまでの間に八〇〇〇人以上の感染者を出しました。研究結果によると、六五歳以上の致死率は五〇パーセントを超えていたと言われています。

次は、二〇一二年九月に初めて発生が確認された「MERS-CoV」による感染症「MERS（中東呼吸器症候群）」です。MERSはヒトコブラクダの風邪の原因となるウイルスが、アラビア半島でヒトに感染して重症肺炎を引き起こしたものと考えられています。

SARSもMERSも、アジアの広範な地域で流行しました。とくにMERSは、隣国の韓国でも大流行しましたが、日本国内での発症例は確認されませんでした。ただし、このMERSの経験が韓国の防疫体制を強化させたという見方もあります。今回の新型コロナウイルス感染症への対応においては、韓国の方が日本よりもはるかに迅速、かつ徹底的に行われたのは間違いありません。

## 人獣共通感染症（ズーノーシス）

コロナウイルスの感染経路には、動物が大きく関与しています。ラクダやコウモリなどに感染したウイルスが、そうした動物と接する機会の多かった人間にまず感染し、その後ヒトからヒトへと感染していくのです。こうしたヒトとそれ以外の脊椎動物の両方に感染、または寄生する病原体によって生じる感染症のことを「人獣共通感染症（ズーノーシス）」と言います。

このズーノーシスの感染経路は様々です。主に感染している動物との直接接触やその糞、毛垢などを介して再感染が起きるのですが、SARSやMERS、そして新型コロナウイルスは、現在のところオリジナルホストのコウモリから、他の動物を介してヒトに感染するようになったと考えられています。

今回の新型コロナウイルス感染症には、インフルエンザなど既存のウイルス性感染症とは異なる特徴がいくつかありました。「夏になっても感染が拡大している」「重症化率は高くないものの、高齢者もしくは糖尿病など基礎疾患のある人は死亡する確率が相当高くなる」などですが、最も特徴的なのは「『未発症（不顕性）者からの感染』が見受けられる」ことです。

たとえばインフルエンザウイルスの場合でしたら、症状のピーク時に最も感染力が強くなるので、症状が出た人を外出させないといった社会的隔離である程度は感染を抑え込むことができます。一方、新型コロナウイルスの場合は、自覚症状がない未発症者であっても、他者へ感染させてしまう可能性があるようです。だから、知らず知らずのうちに感染を拡大させてしまっているという側面があります。

新型コロナウイルスの感染が拡大した時期、「ＰＣＲ検査」という言葉が話題となりました。ＰＣＲとはポリメラーゼ連鎖反応（polymerase chain reaction）の頭文字をならべた略語で、目的とするＤＮＡ断片を短時間で、大量に増幅させる技術のことです。コロナウイルスはＲＮＡウイルスなので、ＲＮＡをＤＮＡに変換してＰＣＲ検査を行います。

## 新型コロナウイルス感染症の検査方法

新型コロナウイルス感染症の検査方法としては、ＰＣＲ検査、抗原検査、抗体検査の三つがあります。抗原とは免疫反応を起こさせるウイルスなどの異物のことです。この抗原が生体内に入ると、その異物と結合する抗体をつくります。抗体はウイルスが身体の中に入ってきたときに、それを取り除く働きをする物質です。

三つの検査のうち、抗体検査は感染したことがあるかどうかを調べるものであって、検査時点の感染の有無を確認するものではありません。検査時点での感染の有無を調べられるのは、ＰＣＲ検査と抗原検査の二つですが、どちらも常に「偽陽性」「偽陰性」の可能性を孕んでいます。

偽陽性とは、「実際には新型コロナウイルス感染症に罹っていないのに陽性と出てしまう」ことです。報告によって数字のばらつきはありますが、偽陽性の確率は一パーセント未満と言われています。

それとは逆に、偽陰性は「本当は罹っているのに陰性と判定されてしまう」ことです。一〇〇人の感染者を検査したとして、最大でも七〇人、つまり七割程度しか検査では陽性にならないと考えられています。

偽陰性の可能性が三割もあるのでは、国民全員にＰＣＲ検査を行ったとしても感染の拡大を防ぐことは難しいかもしれません。さらに感染の拡大防止を目的として、個人情報を取り扱う機会が増えていますが、検査を受けた人の個人情報を国家に委ねることに危険はないのか。今後、解決しなければならない課題は山積みです。

### 民主主義の根本を揺るがす危機

今回のコロナ禍では、「経済活動の再開」「感染抑制」「個人情報の保護」のどれを優先するかという対応策が、各国で大きく分かれました。中国や韓国、台湾が大規模な封じ込めに成功しているのは、程度の差こそあれ、政府が国民の個人情報を強力に管理したからです。「経済活動の再開」「感染抑制」を優先して、「個人情報の保護」を犠牲にしたわけですが、曲がりなりにも民主主義を掲げる国民が、それらの国を手ばなしで称賛してよいものかどうか、よく考える必要があります。

一方、アメリカやスウェーデンのように「経済活動の再開」とともに「個人情報の保護」を優先し、「感染抑制」を犠牲にした国もありました。オックスフォード大学の調査によると、二〇二一年三月一〇日時点におけるスウェーデンの人口一〇〇万人あたりの死亡者数は一二九六人と、北欧諸国の中では突出しています（デンマーク四一一人、フィンランド一四〇人、ノルウェー一一七人）。同じ欧州のイギリス（一八四五人）やイタリア（一六六七人）、スペイン（一五三九人）よりは少ないですけれど、地理的・社会的な特徴が似た地域と比べると遥かに高い。したがって、これを成功と言っていいのかは難しいと思います。

さらに言うと、ニュージーランドでは「感染抑制」「個人情報の保護」を優先した結果、経済活動が犠牲になりました。ニュージーランドの新型コロナウイルス対策で注目を集めたのは、政府の迅速な対応でした。ニュージーランドは、二〇二〇年三月二六日から国全体で厳格なロックダウンを実施し、いったんは市中感染者を完全にゼロにすることに成功しました。その状態を一〇二日間も維持できたのですが、ニュージーランド統計局が二〇二〇年九月に発表した四月～六月期のGDPは、前期比一一・〇パーセント減と過去最大の落ち込みでした。

「感染率がもっと低かったらどうだったのか」とか、逆に「子どもを含む若年層でも重症化率が高かったら」など、いくつかのシナリオで思考実験をしてみても、「経済活動の再開」「感染抑制」「個人情報の保護」のいずれかが犠牲になってしまうのは避けられないと思います。

## 「新しい生活様式」が孕むもの

新型コロナウイルス感染症の広がりは、「新しい生活様式」に連なる道徳規範や倫理観を私たちにもたらしました。三密回避、ソーシャルディスタンス、リモートワーク、オンライン飲み会……といった新たなフレーズが、老若男女に浸透していくのに二カ月とかかっていません。

この「新しい生活様式」は、大げさに言えば「文明や都市生活の基礎となっていた価値観」を根底から覆してしまいました。それを一言で表せば「集積の不可能性」です。人やモノが集まることで、人類はこれまで効率良く生産活動を行ってきました。様々な知見や技術を持つ人が出会うからこそ、都市はイノベーションを起こすことができたのです。

ところが未発症でも感染する新型コロナウイルスは、人が出会い、集まれば集まるほど感染速度を上げていきます。生産活動やイノベーションの根幹を否定することが、この感染症の特徴と言えるでしょう。そのせいで多くのビジネスが停滞し、倒産や失業の増大が現実化しつつあります。

また、同時にコロナ禍は、人びとの相互不信も増幅しました。マスクを着用していない人に憤る「マスク警察」や、他県からの越境者を排斥する「他県ナンバー狩り」など、不信感を象徴するような出来事やキーワードはいくらでも挙げることができます。

現在、多くの人たちの目には、喫茶店の中でつばを飛ばしながら話す人や、マスクを着けずに電車に乗り込んでくる人、さらには長距離トラックの運転手や医療従事者までが「感染源」として映っているかもしれません。

小池百合子東京都知事は「夜の街」という言葉をたびたび繰り返し、繁華街への外出自粛を求めました。夜の街以外でも感染者は出ているのに、そうした人びとを名指しで糾弾するのは差別としか言いようがありません。「夜の街クラスター」なる造語は、その言葉をつくった人たちの思惑を超えたところで、「夜の街」で働かざるをえない人びとへの無理解と憎悪を掻き立てました。

## 一方的な「正義」

今の私たちは「自分とは異なる倫理観や行動規範を持つ人びとの行動を変容させる」ことに、社会的正義を感じ始めています。こちらの要請に従わない場合は社会から隔離し、行動を制限することが「正義」だと考える。繰り返しますが、人類は優生学的な思想により、数限りない過ちを犯してきました。ナチスの安楽死管理局に難病患者や障害者の存在を通報した人たちも、日本で「無癩県運動」に積極的に参加した人たちも、それが「正義」であると信じていたはずです。人類がこれまで何度も犯してきた悲劇の再来が、私たちのすぐ目の前にまで迫っているのかもしれません。

二〇世紀初めのアメリカにも、そうした一方的な正義によって突如身柄を拘束され、自由を奪われた一人の女性がいました。彼女自身は未発症者でしたが、五〇人近くの人びとに腸チフスを伝染させてしまったことから、社会から「無垢の殺人者」とみなされ、隔離の対象とされてしまったのです。まさに今「未発症者を介した感染拡大」という現実に直面する私たちにとって、「チフスのメアリー」と呼ばれたその女性の身に降りかかった悲劇は大きな教訓となります。金森修『病魔という悪の物語　チフスのメアリー』（ちくまプリマー新書）を参照しながら、彼女の生涯を振り返ってみましょう。

## チフスのメアリー

「チフスのメアリー」ことメアリー・マローンは、今からおよそ一五〇年前の一八六九年に、現在の北アイルランド・クックスタウンで生まれました。一九世紀中頃のアイルランドといえば、「ジャガイモ飢饉」が有名です。

一九世紀中頃のアイルランドでは、主要食物であるジャガイモの疫病が大流行し、飢饉が発生しました。この「ジャガイモ飢饉」により、当時のアイルランドでは全人口（八四〇万人）の一割強（一〇〇万人以上）が死亡し、二〇〇万人もの人たちがアメリカやカナダへ移住したと言われています。メアリーもまた、彼女が一三～一四歳のときに一家でアメリカへと移住してきました。

当時の移民が置かれていた状況は非常に厳しく、低賃金・長時間労働は当たり前でした。それが結果的に先住の白人たちの仕事を奪うことになり、移民への差別を招いたことは、先に触れた通りです。

移民女性の多くも、極めて望ましくない環境で働いていました。多くの移民女性は、良家の召使いとして働いていましたが、たいていは朝六時から夜一一時まで住み込みで働き、食事は主人一家の余り物で済まされるという過酷な生活でした。そうした毎日では出会いのきっかけもなく、生涯独身で過ごす女性も多かったと言われています。

メアリーの生活については資料があまりなく、二八歳で職業安定所に登録する以前のことはよくわかっていません。多くの移民女性と同様、彼女の青春時代も苦しいものだったと思いますが、彼女には料理の才能があり、その腕の良さと人柄が信頼を集め、一九〇〇年には他の使用人よりも高給を得ることができる身分になっていました。

彼女が突如として世間の注目を浴びたのは一九〇六年、ニューヨーク州ロングアイランドの別荘地で住み込みの料理人として働いていたときのことです。その年、別荘地を借りていた銀行家の一家から、六人の腸チフス患者が発生しました。すぐに別荘地の環境が徹底的に調査されたのですが、感染源となるものは見つかりませんでした。そこで別荘のオーナーは、衛生工学の専門家である衛生士のジョージ・ソーパーに調査を依頼しました。

依頼を受けたソーパーが着目したのが、腸チフス患者が発生する数週間前に雇われ、騒動の三週間後まで働き続けたメアリーでした。料理も子どもの世話も上手だったメアリーは、銀行家夫妻から相場の倍近くの給与をもらっていました。一家も彼女に好印象を抱いていたのですが、ソーパーがメアリーの履歴を一〇年ほど遡って調べたところ、彼女が召使いとして働いたことのある八つの家族のうち、じつに七家族からチフス患者が出ていたことがわかったのです。

**患者へのバッシング**

ソーパーはメアリーのもとを訪ね、彼女の体に腸チフス菌が宿っていることを説明しました。そして糞尿と血液のサンプルを渡すよう要求したのですが、症状もなく至って健康だったメアリーは、見ず知らずの男性によるこの奇怪な要求に戸惑います。このときメアリーは、「カーヴィング・フォーク（肉を切り分けるための大きなフォーク）」を振り上げ、激しい拒絶の態度を示しました。この最初の邂逅場面が、その後何度もメディアにイラストで取り上げられたことにより、彼女には「体重九〇キロを超える屈強なアマゾネス」というイメージが、ずっとついて回ることとなります。

業を煮やしたソーパーは、ニューヨーク市衛生局に申し立てを行い、メアリーの身柄を強引に確保しました。そして伝染病を専門にしていたウィラード・パーカー病院でメアリーの排泄物を検査したところ、彼女の便から高濃度の腸チフス菌が検出されたのです。当局はこの検査結果を受け、メアリーをニューヨークのノース・ブラザー島にあるリヴァーサイド病院に収容しました。

ノース・ブラザー島は、ニューヨーク・マンハッタンから数キロの所にある、現在は立ち入り禁止の小島です。一八八五年、無人島だったノース・ブラザー島に、天然痘や腸チフスの感染者を隔離・治療するための病院が建設されました。メアリー自身に腸チフスの症状はなかったのですが、彼女は一九〇七年から一九一〇年までの三年間、そこで過ごすことを余儀なくされたのです。

最初に拘束された一九〇七年の時点では、メアリーの本名はまだ伏せられていましたが、いくつかの新聞が彼女について触れています。そこには「コミュニティにとっての敵」「一般市民の健康への重大な脅威」との言葉が並んでいました。

病原菌の感染者を大勢で誹謗中傷するという状況は、現代においても変わりありません。政府により最初の緊急事態宣言が発令された直後には、新型コロナウイルスに感染した人やその家族を攻撃するようなＳＮＳへの投稿が相次ぎました。「感染がわかっていたのに他県へ移動し、ウイルスを撒き散らした」「感染していながら、毎晩飲み歩いている」など、他人の行動に敏感になり、ネットリンチに加担する人びとの動きが過熱したのです。

こうしたネットやマスメディアを通じた感染者へのバッシングは、かえってウイルスの拡散を助長してしまいます。感染したことがわかっても差別的な扱いをされることを恐れ、病気を隠しながら普段と同じ生活をしてしまうからです。

感染者を責める行為は、公衆衛生にとってかえって悪影響となります。新型コロナウイルスを「正しく恐れる」ためには、ネットやマスメディアに飛び交う情報を鵜呑みにせず、何が正しくて、何が間違っているのかを冷静に見極めることが重要なのです。

## 解放後、再び拘禁へ

一九〇九年、メアリーは自らの解放を求めて訴訟を起こしました。このときの裁判では敗訴となりましたが、それから半年後の一九一〇年二月に「今後、料理はしない」という誓約書を書かされた上で、彼女は突然解放されます。ニューヨーク市衛生局は、「食品を扱う職業には就かない」「定期的にその居住地を明らかにする」という二つの条件を呑むことで、メアリーが隔離病棟から出ることを許可したのです。その際、「彼女は今まで公共の善のために拘禁されていたのだから、今度は公衆が彼女の面倒を見る必要がある」とし、メアリーに料理人以外の仕事まで用意しています。

ようやく自由を得たメアリーでしたが、五年後、彼女は再び当局に逮捕されてしまいました。一九一五年の一月から二月にかけて、ニューヨークのスローン婦人科病院で二五人の腸チフス患者の集団発生が起こったのですが、その原因がメアリーだったからです。

集団発生が起こる三カ月前、「ブラウン夫人」と名乗る新しい料理人が、スローン婦人科病院で働き始めました。ブラウン夫人は、メアリーその人でした。彼女は偽名を使って、再び料理人として働いていたのです。メアリーは逮捕され、再びノース・ブラザー島へ移

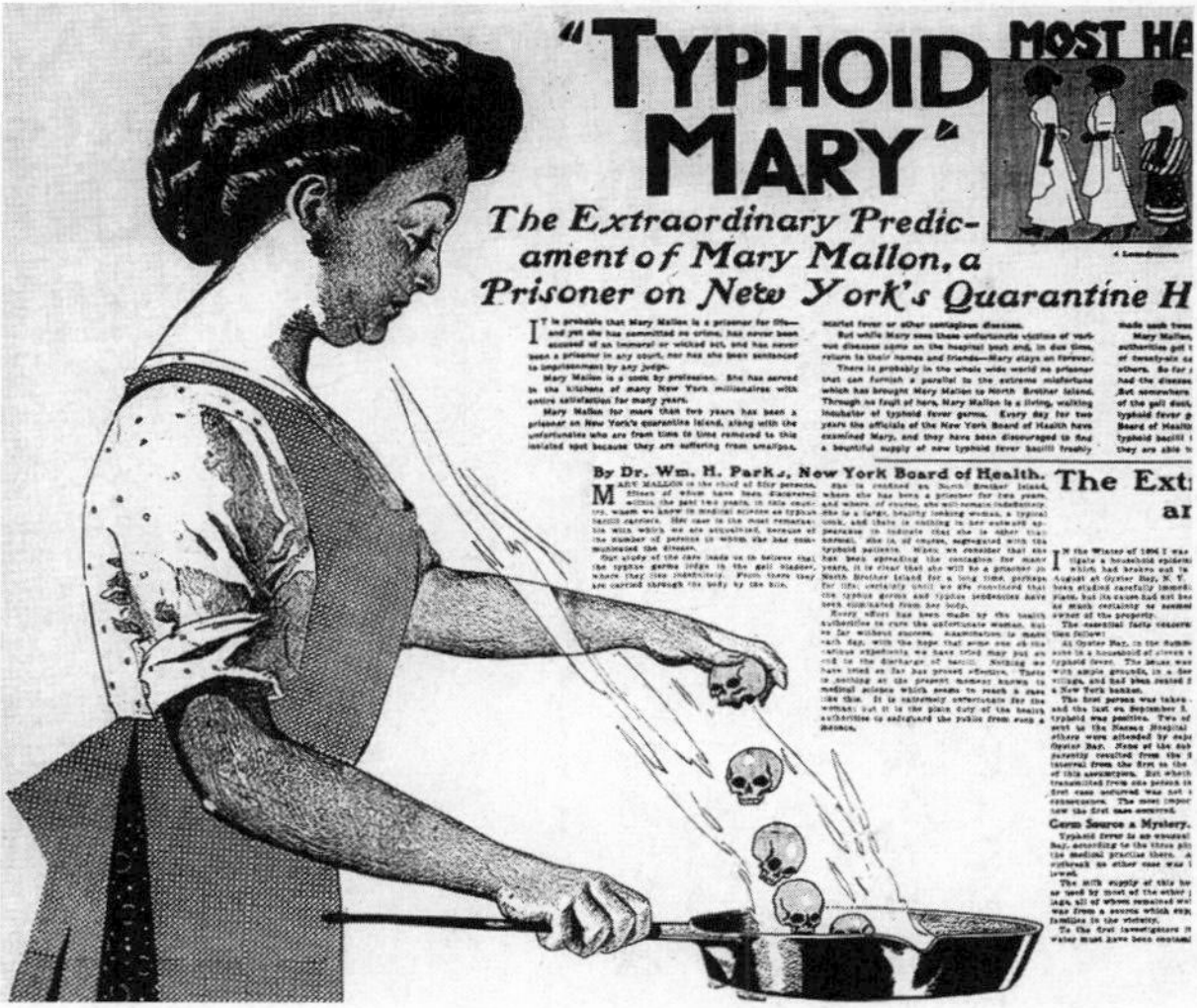
"TYPHOID MARY"
MOST HA
The Extraordinary Predicament of Mary Mallon, a Prisoner on New York's Quarantine H
By Dr. Wm. H. Park, New York Board of Health.
The Ext
ar

1909年6月20日の『ニューヨークアメリカン』紙に掲載されたイラスト。

送されました。その後、亡くなるまでの二三年間、彼女が島から出ることはありませんでした。

いくつかのバッシングはあったものの、メアリーが初めて拘束されたとき、世間には同情的な論調もありました。しかし、二度目の拘束の際は「非常に危険な人物」と見なされ、同情を集めることはありませんでした。自ら誓約を破り、身分を偽ってまで料理人として働いたのですから仕方のない部分もあるでしょう。しかし、二三年の拘束はあまりにもむごい仕打ちです。

社会的インフラの整備や細菌学の進歩により、一九一〇年以降の腸チフスによる死亡率は、最初の拘束時期である一九〇七〜一〇年の二分の一から三分の一まで低下していたと言われています。そうした状況下において、二三年にもわたる隔離は本当に必要だったのでしょうか。

## その後のメアリー

彼女の名前は、その後も忘れられた頃に「無垢の殺人者」「アメリカで最も罪がないとはいえ、最も危険な女」として、新聞や雑誌などのメディアで何度も流通しました。彼女の人権は、公衆衛生という「公共の利益」のために、公的機関からもマスメディアからも踏みにじられたわけです。

こうした彼女の不遇は、本当に病気だけが原因だったのでしょうか。当時の移民に注がれる差別的視線も影響していたでしょうが、何より「無症状の感染者」という未知の存在を、社会が正当に扱うことができなかったことに尽きると思います。メアリーへの非人道的な行為は、彼女一人の問題ではありません。新型コロナウイルスの感染拡大が続く現代においても、そうした状況はまったく変わっていないからです。

人間は「未知の存在」に直面したとき、対象を隔離・排除することで安心します。チフスのメアリーや新型コロナウイルスの感染者のように、見えている「誰か」を危険な存在だと見なし、排除することで、目に見えない病気の恐怖から逃れようとする心理が働くのです。

緊急事態宣言下では、医療従事者や清掃業者など、社会を支えてくれている人びとまでもが、いわれのない差別を受けました。メアリーは、チフス菌を保持していても発症しない健康保菌者でした。同じように、COVID-19も多くの人が感染しても発症しない「不顕性」となります。

不顕性の人の中には、メアリーと同じように長期にわたり、ウイルスを撒き散らす人もいるかもしれず、その場合、再び「メアリーの悲劇」が繰り返されない保証はありません。メアリーが歴史の表舞台に現れてから一〇〇年以上が経ちますが、その間、私たちは何を学んできたのか。それが今、問われようとしています。

## 生権力

前掲の金森修の著書に、ニューヨーク市衛生局の女性衛生官サラ・ジョセフィン・ベーカーが、「公衆衛生を司る部署が持つ権力の恐ろしさ」について語った部分があります。

メアリーの拘束劇に立ち会ってみてつくづく印象づけられたのは、公衆衛生局という部署がもつ権力の巨大さだ。公衆の健康のためには、公衆衛生局は、個人の権利や所有権にまで踏み込むことができる。公衆衛生局にできないことなど、ほとんどない。その委員会は、司法権、立法権、行政権をすべて同時にかかえもっているのだ、と。

(金森修『病魔という悪の物語　チフスのメアリー』ちくまプリマー新書)

フランスの哲学者ミシェル・フーコーによると、近代的な権力は医学・公衆衛生と相互に依存し合いながら発展してきました。臣民の生を掌握し抹殺しようとする君主の「殺す権力」を一つの特徴とする君主制のような古い権力に対し、近代以降の権力は「生活や生命を向上させる公衆衛生の管理・統制を通じ、福祉国家という形態で出現する」わけです。

人びとの生に積極的に介入し、それを管理することで民衆の支配を行う。こうした特徴をもつ近代の権力を、フーコーは「生権力」と言います。

今回の新型コロナウイルス感染拡大による緊急事態宣言は、憲法が保障する個人の自由や権利を制約するものでした。いわば、国家による公衆衛生の管理と個人の人権とがぶつかり合ったかたちです。

本書では、福祉国家化する過程で、公権力による優生政策が進展していく歴史を見てきました。中国が典型的ですが、強大な権力を為政者に与えて、意思決定を速やかに行えば、危機をいち早く解消することができます。ただし、そこでは個人の自由や権利が、限りなく脅かされてしまうのです。

## 新型コロナウイルス感染症が持つ「三つの顔」

繰り返しになりますが、新型コロナウイルスの感染拡大により最初の緊急事態宣言が発令された際、日本では休業要請や外出自粛に応じない事業主や個人をＳＮＳで糾弾したり、場合によっては自治体や警察に通報したりするケースが相次ぎました。ネットや張り紙で中傷したり、あるいは直接暴言を浴びせたりするのは、紛れもなく犯罪行為です。「自粛警察」と呼ばれる人たちは、「法律で定められているわけではないが、政府からの要請があるのだから自粛しなくてはならない」といった論理で、権力のお先棒を担ぎ、従わない人たちを虐めていました。そんなことをして、いったい何が楽しいのか。新型コロナウイルスの感染拡大は、「人は何かことがあれば、簡単に権威へと服従し、異端者を排除する」ということを、あらためて世に知らしめました。

先述したように、新型コロナウイルスには誰もが感染する可能性があるのだから、感染した人を責めるのは理性的な態度とは言えません。感染者を責めるような雰囲気が広がってしまうと、感染したことを会社や家族に言い出しにくくなってしまいます。そうなると、受診が遅れたり、感染を隠したりすることにもつながりかねず、結果的に感染拡大を助長することになってしまうでしょう。

日本赤十字社は、「この感染症は、『三つの顔』を持っており、これらが『負のスパイラル』としてつながることで、更なる感染の拡大につながっています」とウェブサイトで指摘しています。三つの顔とは、「病気」「不安」そして「差別」です。現在、病気が不安を呼び、不安が差別を生み、差別が受診をためらわせることで病気の拡散につながっていま す。

集団感染が起こったグループを非難し、排除してしまう心理の背後にあるのは、未知なるものに対する「不安」や「恐れ」、そして「差別・偏見」です。新型コロナウイルスは未知のウイルスであり、まだよくわかっていないことが多いので、不安や恐れを感じてしまうのは仕方がありません。しかし、差別や偏見がどのような悲劇を生むか、優生学について ここまで説明してきたことから、ある程度は理解していただけたと思います。同じ過ちを繰り返さないためにも、我々は未知の疫病について、そして優生学についてきちんと理解しておかなければなりません。

# あとがき

本書の素稿が仕上がった頃、特措法改正（新型インフルエンザ等対策特別措置法等の一部を改正する法律）の素案が出てきて、新型コロナウイルスに対する国民の不安に乗じて、強制的に国民をコントロールするチャンスが訪れた、と権力がほくそ笑んでいることがよくわかって不気味であった。

ミシェル・フーコーが「生権力」という言葉で指摘したように、近代以降の権力は人々の健康に積極的に介入することによって、人々の行動を制限して、権力の意向に従わせようとする傾向を持つ。もう少し丁寧に説明すれば、権力は何であれ、おのれの意向通りに人々をコントロールしたいのだが、民主主義の世の中では、大衆からそっぽを向かれる政策を遂行することはなかなか難しく、まずは、健康・環境・安全といった人々が不安に思っているところから、コントロールを強めていこうとする傾向が強い。とりわけ、健康・環境を錦の御旗に押し立てて、国民をコントロールする政策は大きな潮流となってきた。

環境に関しては最近、『環境問題の嘘　令和版』（MdN新書）を上梓したので、そちらを参照していただきたい。

健康に関しても、企業に対して従業員の健康診断を受けさせるのを義務化するなどの悪政を行ってきたが（健康診断を受けても受けなくても死亡率に差はない）、二〇二一年二月に成立した、今回の特措法・感染症法改正（実は改悪）ではついに罰則規定まで盛り込んできた。新型コロナで入院を拒否したり、入院先から逃亡したりした者には五〇万円以下の過料（当初の案では一年以下の懲役も盛り込まれていたが、これは削除された）、営業時短に応じない者には三〇万円以下の過料、濃厚接触者が調査を拒否した場合は、三〇万円以下の過料といった具合である。

感染症の制御にはほとんど役に立たない、罰則規定を矢継ぎ早につくったのは、COVID-19を終息させることよりも罰則規定をつくることが目的だったとしか思われない。ウイルス感染を拡大させないためには、医学的・疫学的な根拠に基づき、予防や治療を推進することが最も大事である。

罰則規定を盛り込むと、具合が悪くても入院したくないために検査を受けない人が、巷をうろつき、かえって感染者を増やしてしまう。濃厚接触者を聞き出そうとしても、罰則規定があると、忘れたと言って答えない人が必ず一定数出てきて、かえって濃厚接触者の特定が難しくなる。あれやこれやを考えれば、罰則規定はCOVID-19を抑制するよりも拡大させてしまう可能性の方が高い。

入院したくても入院させてもらえない状況を改善しないで、入院拒否や逃亡には罰金って、何を狙っているのだろうね。日弁連や日本医学会連合が反対したにもかかわらず、こんなにも拙速に改正案を成立させた裏には、新型コロナで恐怖を煽って、いずれ拡大解釈を行って、権力が隔離しておきたい人を意のままに閉じ込めておきたいとの思惑が透けて見える。

第七章で述べたチフスのメアリーのように、不顕性でまったくの健康体で、ウイルスが長期にわたって体から抜けないといった人が現れたら、どうするつもりかしら。「ハンセン病違憲国家賠償訴訟全国原告団協議会」の竪山事務局長が、特措法改悪に「差別や偏見を助長する」と強く反対したのも頷ける。

国の政策の失敗を認めずに、ハンセン病患者を蛇蝎のように扱ったのと同じように、

COVID-19の蔓延を、あたかも患者個人や飲食店の責任であるかのような風潮をつくり出し、国のやり方に反対する国民を罪人と認定する今回の特措法改悪と同様な思想は、そのうち、知的障害者や、認知症の人権を守ろうとする人々をターゲットにし始めるかもしれない。

新型コロナウイルスの蔓延を奇貨として、権力が優生学的な政策を導入することに対して、我々は最大限の警戒をしなければならないだろう。人々の健康を守ると称して導入される政策が、実は不健康な人を排除したり見捨てたりする政策だったりしたら、洒落にもならねえよな。

二〇二一年二月　寒さが身に沁みる高尾の寓居にて　池田清彦

## 参考文献

・神奈川新聞取材班『やまゆり園事件』幻冬舎、二〇二〇年
・丸山眞男『現代政治の思想と行動』未來社、一九六四年
・渡部昇一「古語俗解」（『週刊文春』一九八〇年一〇月二日号）
・プラトン著・藤沢令夫訳『国家（上）』岩波文庫、一九七九年
・中村禎里編『遺伝学の歩みと現代生物学』培風館、一九八六年
・市野川容孝・米本昌平・松原洋子・橳島次郎『優生学と人間社会』講談社現代新書、二〇〇〇年
・アドルフ・ヒトラー著・吉田八岑監訳『ヒトラーのテーブル・トーク』三交社、一九九四年
・藤野豊『強制された健康』吉川弘文館、二〇〇〇年
・落合陽一×古市憲寿「『平成』が終わり、『魔法元年』が始まる」（『文學界』二〇一九年一月号）

・杉田水脈「『LGBT』支援の度が過ぎる」(『新潮45』二〇一八年八月号)
・松田純『安楽死・尊厳死の現在』中公新書、二〇一八年
・安藤寿康『日本人の9割が知らない遺伝の真実』SB新書、二〇一六年
・金森修『病魔という悪の物語　チフスのメアリー』ちくまプリマー新書、二〇〇六年
・保田卓「第一次大戦後アメリカにおける『知能神話』の普及過程：雑誌記事の分析から」
https://repository.kulib.kyoto-u.ac.jp/dspace/bitstream/2433/187216/1/sse_006_001.pdf
・厚生労働省「わたしたちにできること～ハンセン病を知り、差別や偏見をなくそう～」
https://www.mhlw.go.jp/houdou/2003/01/h0131-5/histry.html
・安藤泰至「『尊厳死』議論の手前で問われるべきこと」
https://synodos.jp/welfare/14486
・星野一正「要請に基づく生命の終焉ならびに自殺幇助法」
https://cellbank.nibiohn.go.jp/legacy/information/ethics/refhoshino/hoshino0073.htm

・盛永審一郎「オランダ・ベルギー・ルクセンブルク安楽死法の比較的研究」
https://www.health-research.or.jp/library/pdf/forum20/fo20_3_01.pdf
・国立感染症研究所「コロナウイルスとは」
https://www.niid.go.jp/niid/ja/kansennohanashi/9303-coronavirus.html

本書は、集英社クオータリー『ｋｏｔｏｂａ』の連載「現代の優生思想」（二〇二〇年春号～夏号）を大幅に加筆・修正したものです。

編集協力　柳瀬　徹

写真提供　共同通信社（二一ページ）、
Alamy / AFLO（七一ページ）

池田清彦《いけだきよひこ》

生物学者、評論家。早稲田大学名誉教授、山梨大学名誉教授。一九四七年、東京都生まれ。構造主義を生物学に当てはめた「構造主義生物学」を提唱。その視点を用いた科学論、社会評論なども行っている。『「進化論」を書き換える』（新潮文庫）、『進化論の最前線』（インターナショナル新書）、『本当のことを言ってはいけない』（角川新書）、『自粛バカ』（宝島社新書）など著作多数。

インターナショナル新書〇六九

# 「現代《げんだい》優生学《ゆうせいがく》」の脅威《きょうい》

二〇二一年四月一二日　第一刷発行
二〇二二年一月二六日　第三刷発行

著　者　池田清彦《いけだきよひこ》
発行者　岩瀬 朗
発行所　株式会社 集英社インターナショナル
〒一〇一-〇〇六四 東京都千代田区神田猿楽町一-五-一八
電話 〇三-五二一一-二六三〇
発売所　株式会社 集英社
〒一〇一-八〇五〇 東京都千代田区一ツ橋二-五-一〇
電話 〇三-三二三〇-六〇八〇（読者係）
〇三-三二三〇-六三九三（販売部）書店専用
装　幀　アルビレオ
印刷所　大日本印刷株式会社
製本所　大日本印刷株式会社


ISBN978-4-7976-8069-0　C0245

# インターナショナル新書

002
## 進化論の最前線
池田清彦

ファーブルのダーウィン進化論批判から、iPS細胞・ゲノム編集など最先端研究までをわかりやすく解説。謎多き進化論と生物学の今を論じる。

004
## 生命科学の静かなる革命
福岡伸一

二五人のノーベル賞受賞者を輩出したロックフェラー大学。客員教授である著者が受賞者らと対談、生命科学の本質に迫る。『生物と無生物のあいだ』の続編。

035
## 光の量子コンピューター
古澤 明

常識を超える計算能力をもちながらエネルギー消費が極めて低い量子コンピューター。光を使う方式で開発の先陣に立つ著者が、革新的技術を解説する。

044
## 危険な「美学」
津上英輔

戦意高揚の詩、美しい飛行機作り、結核患者の美、特攻隊の「散華」。人を眩惑し、負の面も正に反転させる美の危険を指摘する。

045
## 新説 坂本龍馬
町田明広

龍馬は薩摩藩士だった⁉ 亀山社中はなかった？ 新説が満載！ あなたの知っている坂本龍馬、フィクションではありませんか？

# インターナショナル新書

051
## 嘘と孤独とテクノロジー
知の巨人に聞く
吉成真由美（インタビュー・編）

人類が直面する問題の本質についてチョムスキーら5人の叡智にインタビュー。洞察に富む言葉は、未来の展望と現代を生きるヒントを与えてくれる。

052
## 感染症は実在しない
岩田健太郎

感染症のエキスパートが「木を見て森を見ない」現代医療の問題点を鋭く追求する、哲学的医学論！ ウイルス検査にふりまわされないためにも、今必読の書！

055
「最前線の映画」を読むVol.2
## 映画には「動機《ワケ》」がある
町山智浩

面白い映画、すごい映画には必ず作り手の「動機」が隠されている！ それがわかれば映画はもっと面白くなる。大好評シリーズ第2弾！

061
## プロデュースの基本
木﨑賢二

沢田研二から、BUMP OF CHICKENまで手がけた名音楽プロデューサーが伝授する、目から鱗、すぐに役立つあらゆる職種に応用自在の仕事術！

162
## 空間は実在するか
橋元淳一郎

ピタゴラスの定理でシンプルに相対論を理解すれば、空間と時間の不思議に気が付く。空間と時間、生命へと拡がる壮大な思考実験が始まる。

## インターナショナル新書

067
# 物理学者のすごい思考法
橋本幸士

超ひも理論、素粒子論という物理学の最先端を研究する学者は、日常生活でも独特の視点でものを考える。通勤の最適ルート、ギョーザの適切な作り方、エスカレーターの乗り方……。物理学の本質に迫るエッセイ集。

068
# 「腸内細菌」が健康寿命を決める
辨野義己

腸内細菌の研究にはウンチの入手と分析が欠かせない。約半世紀にわたってウンチと格闘し続けてきた著者の爆笑研究秘話とともに、腸内細菌と健康の関係や最新の研究結果が理解できるオモシロウンチエッセイ！

070
# ウンチ化石学入門
泉賢太郎

太古の生物の足跡やウンチなどの化石を研究すれば生物と地球の歴史、宇宙の未来が見えてくる。ウンと深く、蘊蓄と含蓄に富むチ的なストーリーが潜んでいるのだ。ティラノサウルスのウンチ化石もチ的に解釈する。

071
# 病と妖怪
## ―予言獣アマビエの正体
東郷　隆

病除けの妖怪「アマビエ」や幸せを呼ぶ瑞獣など幻の生物たちを紹介。流行病や災害の際に日本人は妖怪たちとどのような関係を結んで来たのか、江戸から明治の瓦版などに描かれた絵とともに考える。